国家 973 计划项目

"中医临床各科诊疗理论框架结构研究"成果

金元四大家医书校注丛书

石 岩 总主编

内外伤辨惑论

金·李杲 著

尚 冰 校注

科学出版社

北 京

内 容 简 介

《内外伤辨惑论》，金·李杲著，成书于金正大八年（1231 年），刊于宋淳祐七年（1247 年）。本书共三卷，二十六论，对内伤、外感的各个方面，诸如病因、症状、脉象、疑似证及治法等进行了辨析；对内伤饮食劳倦，从理论上进行了探讨，并创立了培补脾胃、升阳补气之治法及方药。卷上共十三论，具体为辨阴证阳证、辨脉、辨寒热、辨外感八风之邪等，将内伤与外感分条辨析。卷中共五论，二十三方，着重发挥了内伤饮食劳倦的理论，具体有饮食劳倦论、四时用药加减法等。重视脾胃元气，创立了甘温补中、升举阳气之补中益气汤。卷下共八论，二十三方，主要论述了内伤饮食之治法用药。具体有辨内伤饮食用药所宜所禁、临病制方、随时用药、说病形有余不足当补当泻之理等。

本书可供中医临床医生阅读使用，也可供中医爱好者参考。

图书在版编目（CIP）数据

内外伤辨惑论 /（金）李杲著；尚冰校注. —北京：科学出版社，2021.6
（金元四大家医书校注丛书/石岩总主编）
ISBN 978-7-03-068870-5

Ⅰ. ①内… Ⅱ. ①李… ②尚… Ⅲ. ①中医内科学–研究–金代 Ⅳ. ①R25

中国版本图书馆 CIP 数据核字（2021）第 100501 号

责任编辑：刘　亚 / 责任校对：张小霞
责任印制：徐晓晨 / 封面设计：黄华斌

科 学 出 版 社 出版
北京东黄城根北街 16 号
邮政编码：100717
http://www.sciencep.com

北京凌奇印刷有限责任公司 印刷
科学出版社发行　各地新华书店经销
*

2021 年 6 月第 一 版　开本：720×1000 1/16
2021 年 6 月第一次印刷　印张：6 3/4
字数：105 000
POD定价： 48.00元
（如有印装质量问题，我社负责调换）

总 前 言

　　中医药学是一个伟大的宝库,其学术源远流长,其理论博大精深,其学说百家争鸣。若要真正掌握其思想精髓,灵活应用以治病救人,非熟读、领悟历代医学经典别无他路。国家中医药管理局因此提出"读经典,做临床"的口号,以倡导中医界的同事、学子,认真研读历代有代表性的中医典籍,以提高中医理论与临床水平。

　　金元时期是中医药学迅速发展的时期。受宋明理学的影响,中医药学针对宋以前的诊疗模式、临症方法展开了学术争鸣,全面探究病因病机理论,形成了新的外感内伤病机学说,即金元四大家的学术争鸣。他们对宋以前那种"方证相应""以方名证",临证辨识"方证"的诊疗模式提出了挑战,开始大量使用《内经》阴阳五行、脏腑气血学说探讨病因病机,推导和辨析临症证候及症状发生和变化的机理。

　　金元四大家以刘完素为首。刘完素,字守真,自号通玄处士。河间人(今河北省河间县),故尊称刘河间。他在精研《素问》《伤寒论》的基础上,以"火热论"阐发六气病机,提出了"六气皆从火化"的著名论点,力主寒凉治病,创立了寒凉学派。主要著作有《素问玄机原病式》《黄帝素问宣明论方》和《素问病机气宜保命集》。

　　张从正,字子和,自号戴人。睢州考城人(今河南睢县、兰考一带)。私淑刘河间,治病宗河间寒凉之法,又发展河间寒凉学派为以寒凉攻邪为特点的攻邪学派。他认为疾病"或自外而入,或由内而生,皆邪气也",邪留则正伤,邪去则正安,故治疗上以汗、吐、下三法攻除疾病。其代表作为《儒门事亲》。

　　李杲,字明之,真定人(今河北正定),居于东垣地区,晚号东垣老人。师事张元素,依据《内经》以胃气为本的理论,提出了"内伤脾胃,百病由生"的观点,治疗上强调调理脾胃,升提中气,创立了补土学派。其代表作为《脾胃论》《内外伤辨惑论》和《兰室秘藏》。

朱震亨，字彦修，婺州义乌人（今浙江义乌市），其乡有小河名丹溪，故尊之为丹溪翁。丹溪师事罗知悌，又受到刘完素、张从正、李杲三家学说的影响及程、朱理学的影响，倡导"阳常有余，阴常不足"和"相火"易于妄动耗伤精血的观点，治疗上主张滋阴降火，善用滋阴降火药，后世称其学术流派为养阴派。丹溪的著作，以《局方发挥》《格致余论》和《金匮钩玄》为代表，而《丹溪心法》等则为其门人弟子整理其学术经验而成书。

金元四大家及其传承弟子经过不断的研究、探讨与实践，构建了当时中医学临症诊疗模式及临症的基本理论框架，即"时方派"的特色学术。时方派的理论、实践及诊疗模式是在宋代医学着重方剂的收集、整理、汇总的基础上，又在临症理论、诊疗模式方面进行了一次更深入的研讨、辨析与提高，把古代有着各自发展轨迹的"医经理论"与"经方实践"在方法上进行了相融的构建，形成了金元时期用医经理论推导、辨析、诠释"方"与"证"之间关系的辨（病机）证施治的基本模型。这种初始的模型经过后世的不断发展、完善，逐渐丰富它的理论框架，形成了后世中医学临症的主流模式，亦是我们现代中医临症官方的主流模式。因此，认真研读金元四大家的著作，探讨金元时期学术争鸣的起因与内涵，辨析当时临症模式转换的背景及辨（病机）证施治的形成与发展，对于我们研究现代中医临症的诊疗模式，临症理论的框架结构具有不可或缺的意义。

作为国家重点研究课题 973 项目的一部分，我们汇集了金元四大家有影响的代表作 11 部和今人汇总的《朱丹溪医案拾遗》1 部，编辑成《金元四大家医书校注丛书》。通过筛选好的底本，配合校勘讹误，注释疑难，诠释含义等方式，深入准确地理解原著内容，以期方便读者学习了解金元四大家医书的内容。同时从学说的源流、背景、学术特色及对后世的影响等方面，对各书进行了系统研究。

不过限于水平，错误与疏漏之处在所难免，切望广大专家、读者批评指正。

编　者

2020 年 10 月

校注 · 说明

本次《内外伤辨惑论》的整理出版，以明·吴勉学校刊《东垣十书》（萃华堂本）中的《内外伤辨》为底本，并参校后世的多种本子对底本的文字、句读、分段进行了严格的校注，并通过增加注释、按语进一步为广大读者学习提供方便，为中医药在社会上的推广、发展发挥积极作用。根据本次出版要求，又做了如下整理工作：

一、底本竖排格式改为横排，底本表示文字位置的"右"、"左"，一律改为"上"、"下"，不出校记。

二、凡底本文字不误者，一律不改动原文；校本有异文，有参考价值的，出校记说明。

三、底本中不规范的药名，一律改为规范药名，不出校记。

四、原文中的异体字、俗写字，一律改为通行的简化字，不出校记。

五、原文中的通假字、古字等，酌情予以注释。

六、为便于读者阅读，本次整理对文中字词进行了详细注释，并以按语形式对原文加以说明。因水平所限，疏漏之处在所难免，望广大读者指正。

七、为使读者深入了解本书价值，特将"李杲《内外伤辨惑论》学术思想研究"一文附于后，以供参考。

校注者

2020 年 12 月

目　录

提　　要

　　《内外伤辨惑论》三卷，金李杲撰。杲字明之，自号东垣老人，真定人。尝①以纳资得官，监济源税②。案元砚坚③作《东垣老人传》，称杲以辛亥年卒，年七十二，则当生于世宗大定④二十年庚子，金亡时年五十五，入元十七年乃终。故旧本亦或题元人，而《元史》亦载入《方伎传》也。初杲母婴⑤疾，为众医杂治而死，迄⑥莫知为何证。杲自伤不知医理，遂捐千金，从易州张元素学，尽得其法，而名乃出于元素上，卓⑦为医家大宗。是编发明内伤之证有类外感，辨别阴阳寒热、有余不足，而大旨总以脾胃为主。故特制补中益气汤，专治饮食劳倦、虚人感冒，法取补土生金，升清降浊，得阴阳生化之旨，其阐发医理，至为深微。前有自序，题丁未岁。序中称此论束之高阁十六年，以长历推之，其书盖出于金哀宗之正大九年辛卯也。

『注释』

①尝：曾经。
②监济源税：监，主管，做……主管；济源，县名，今属河南。
③砚坚：又名砚弥坚，又名贤，字伯固，应城（今属湖北）人。元初名士，著有《陨城集》。
④大定：金世宗完颜雍的年号，在 1161～1189 年。
⑤婴：遭受。
⑥迄：到。
⑦卓：高。

『按语』

　　本提要摘自《四库全书总目提要》。本提要介绍了作者李杲的生平事迹，其学医缘由、过程以及《内外伤辨惑论》的体例和内容。《内外伤辨惑论》作者李杲，字明之，自号东垣老人，真定人。曾经捐资作官，做过济源县税务长官。元代的砚坚写作《东垣老人传》，称李杲辛亥年去世，享年七十二岁，照此推测李杲应当出生于金世宗大定二十年庚子，金亡时年五十五岁，入元后十七年才去世。所以旧本也称其为元人，而在《元史》中将其载入《方伎传》当中。李杲早年因为母亲患病不治而拜名家张元素为师学医，尽得其传，而名出于元素之上，成为一代医学大家。《内外伤辨惑论》这本书重点阐发内伤病特点及其辨治重点。创制补中益气汤，专治饮食劳倦、虚人感冒，治法取补土生金，升清降浊，得阴阳生化之旨，其阐发医理，至为深微。最后依据自序所述推测其书大约完成于金哀宗正大九年辛卯。

序

仆①幼自受《难》、《素》于易水张元素先生，讲诵既久，稍②有所得。中年以来，更③事颇多，诸所诊治，坦然不惑，曾撰《内外伤辨惑论》一篇，以证世人用药之误。陵谷变迁④，忽成老境，神志既惰，懒于语言，此论束之高阁十六年矣。昆仑范⑤尊师曲相⑥奖借，屡以活人为言，谓此书果行，使天下之人不致夭折，是亦仁人君子济人利物之事，就令⑦著述不已，精力衰耗，书成而死，不愈⑧于无益而生乎！予敬受其言，仅力⑨疾⑩就成之，虽未为完备，聊答尊师慈悯之志。师，宋文正公⑪之后也。

丁未岁⑫重九日东垣老人李杲明之题

『注释』

①仆：我。谦辞。
②稍：逐渐，渐渐。
③更：经过。
④陵谷变迁：沧海变桑田，文中指岁月流逝。陵，山陵。谷，峡谷。
⑤昆仑范：昆仑，名。范，姓。古人将名放姓前，以示敬意。
⑥曲相：委婉之意。
⑦就令：即使。
⑧愈：胜过。
⑨仅（jìn 近）力：竭尽全力。仅，接近。
⑩疾：快，急速。
⑪宋文正公：范仲淹，谥号"文正"。
⑫丁未岁：1247 年。

『按语』

李杲，字明之，晚号东垣老人，宋金时真定（今河北正定）人，生于公元 1180

年，卒于 1251 年，易水学派中坚力量，补土派代表人物。据《元史》记载："杲幼岁好医药，时易人张元素以医名燕赵间，杲捐千金从之学。"李杲从张元素学医，尽得其传。他在张氏脏腑议病的启示下，对《内经》《难经》等古典医籍的研讨，极为深刻，并通过其长期临证实践，积累了治疗内伤病的丰富经验。

李杲所处的金元时代，民族矛盾十分尖锐，战乱频仍。当时兵连祸结，疾病流行，人民生活极不安定。李杲观察到人民所患疾病，多为饮食失节，劳役过度而致的内伤病，而一般时医崇古尊经，因循守旧，沿用古方以治内伤各证，因而重损元气，误治致死的人为数不少。加之，李杲本人又患脾胃久衰之证，深受其害。由于有了这些亲身实践，他就提出了"内伤脾胃，百病由生"的论点，并逐步形成了一种具有独创性的系统理论——脾胃论学说，为充实和发展祖国医学，做出了卓越的贡献。

内外伤辨惑论是李杲最早提出的理论，以内伤与外感之鉴别为研究内容，也是其他诸论点的基础。李杲学术思想的渊源，以《内经》为源头，吸取了仲景辨证体系之精髓和钱乙等医家的经验，受张元素之启蒙和河间学派的渗透。李杲的著述有《脾胃论》《内外伤辨惑论》《兰室秘藏》等。李氏在这些著作里，着重阐明了脾胃的生理功能，内伤的病因病理、鉴别诊断、治疗方药等一系列问题。此书当与《脾胃论》合参，方体现东垣学说的完整性。

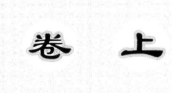

卷　上

辨阴证阳证

曰甚哉！阴阳之证，不可不详也。遍观《内经》中所说，变化百病，其源皆由喜怒过度，饮食失节，寒温不适，劳役所伤而然。夫元气、谷气、荣气、清气、卫气、生发诸阳上升之气，此六者，皆饮食入胃，谷气上行，胃气之异名，其实一也。既脾胃有伤，则中气不足，中气不足，则六腑阳气皆绝于外，故《经》言五脏之气已绝于外者，是六腑之元气病也。气伤脏乃病，脏病则形乃应，是五脏六腑真气皆不足也。惟阴火独旺，上乘阳分，故荣卫失守，诸病生焉。其中变化，皆由中气不足，乃能生发耳。后有脾胃以受劳役之疾，饮食又复失节，耽病日久，事息心安，饮食太甚，病乃大作。概其外伤风寒，六淫客邪，皆有余之病，当泻不当补；饮食失节，中气不足之病，当补不当泻。举世医者，皆以饮食失节，劳役所伤，中气不足，当补之证，认作外感风寒，有余客邪之病，重泻其表，使荣卫之气外绝，其死只在旬日之间。所谓差之毫厘，谬以千里，可不详辨乎？

按《阴阳应象论》①云："天之邪气，感则害人五脏。"是八益之邪，乃风邪伤人筋骨。风从上受之，风伤筋，寒伤骨。盖有形质之物受病也，系在下焦，肝肾是也。肝肾者，地之气。《难经》解云：肝肾之气，已绝于内，以其肝主筋，肾主骨，故风邪感则筋骨疼痛，筋骨之绝，则肝肾之本亦绝矣，乃有余之证也。又云："水谷之寒热，感则害人六腑。"是七损之病②，乃内伤饮食也。《黄帝针经》解云：适饮食不节，劳役所伤，湿从下受之。谓脾胃之气不足，而反下行，极则冲脉之火逆而上，是无形质之元气受病也，系在上焦，心肺是也。心肺者，天之气。故《难经》解云：心肺之气已绝于外，以其心主荣，肺主卫。荣者血也，脉者血之府，神之所居也。卫者，元气七神③之别名，卫护周身，在于皮毛之间也。肺绝则皮毛先绝，神无所依，故内伤饮食，则亦恶风寒，是荣卫失守，皮肤间无阳以滋养，不能任风寒也。皮毛之绝，则心肺之本亦绝矣，盖胃气不升，元气不生，无④滋养心肺，乃不足之证也。计受病之人，饮食失节，劳役所伤，因而饱食内伤者极多，外伤者间而有之，世俗不知，往往将元气不足之证，便作外伤风寒表实之证，而反泻心肺，是重绝其表也，安得不死乎？古人所谓实实虚虚，医杀之耳。若曰不然，请以众人之耳闻目见者证之。

向者壬辰改元⑤，京师戒严，迨三月下旬，受敌者凡半月，解围之后，都人之不受病者，万无一二，既病而死者，继踵而不绝。都门十有二所，每日各门所送，多者二千，少者不下一千，似此者几三月，此百万人岂俱感风寒外伤者耶？大抵人在围城中，饮食不节，及劳役所伤，不待言而知。由其朝饥暮饱，起居不时，寒温失所，动经三两月，胃气亏乏久矣，一旦饱食大过，感而伤人，而又调治失宜，其死也无疑矣。非惟大梁为然，远在贞祐⑥兴定间，如东平，如太原，如凤翔，解围之后，病伤而死，无不然者。余在大梁，凡所亲见，有表发者，有以巴豆推之者，有以承气汤下之者，俄而变结胸、发黄，又以陷胸汤、丸及茵陈汤下之，无不死者。盖初非伤寒，以调治差误，变而似真伤寒之证，皆药之罪也。往者不可追，来者犹可及，辄以平生已试之效，著《内外伤辨惑⑦论》一篇，推明前哲之余论，历举近世之变故，庶几同志者，审其或中，触类而长之，免后人之横夭耳！僭易之罪，将何所逃乎？

『注释』

①《阴阳应象论》：即《素问·阴阳应象大论》。

②七损之病：《医统》本作"六腑之病"。

③七神：五脏所藏之神。《难经·三十四难》云："五脏有七神。……脏者，人之神气所舍藏也。故肝藏魂，肺藏魄，心藏神，脾藏意与智，肾藏精与志也。"

④无：此下《医方类聚》卷九十九引《东垣内外伤辨》有"以"字。文意较顺。

⑤壬辰改元：指金代于壬辰年（1232年）改年号为"开兴"和"天兴"，该年则为"开兴元年""天兴元年"，故称"壬辰改元"。

⑥贞祐：原作"真祐"，据《金史》及《医方类聚》卷九十九引《东垣内外伤辨》改。"贞祐"金宣宗年号。

⑦惑：原无，据东垣自序补。

『按语』

《内外伤辨惑论》从病因、病理、临床表现、治疗用药等方面分为十三辨进行了论证，其中以辨阴证阳证为纲，后附十二论为目。

辨阴证阳证是鉴别外感与内伤的总纲，此阴证、阳证，在概念上与伤寒之阴证、阳证有着本质的不同。仲景之阴证、阳证，依六经而分。阴证，指三阴证，即病在太阴、少阴、厥阴；阳证，指三阳证，即病在太阳、阳明、少阳。而李杲之阴证、阳证，是以《内经》"生于阳者，得之风雨寒暑……生于阴者得之饮食居住、阴阳喜怒"为依据，按内伤与外感之不同而划分的。阴证，指内伤诸证，由饮食劳役、内伤七情所致，病生于内，故称之"阴证"；阳证，指外感诸证，由外感六淫所伤，故称"阳证"。李杲认为：外感证病因在于六淫之邪，其中主要是风寒二邪，肝主风，肾主寒，故风寒之邪从上受之，系在下焦，又由于肝主筋，肾主骨，故外感风寒之主要症状是筋骨疼痛。而内伤之病因在于饮食劳倦与七情。其首先伤及脾胃，使脾胃之气不足，一方面脾气不足，反陷于下，湿自下生而阴火逆上；另一方面脾气不足，元气不生，上焦心肺无以滋养，心主血，血养神故心之气血不足则神无所依；肺主卫，卫护周身，故肺气虚则荣卫失守，所以内伤脾胃，湿从下受之，系在上焦。

　　辨阴证阳证，在此是指区别外感与内伤。"阴阳"二字，训作"内外"。外感风寒是外感有余之证。内伤脾胃是内伤不足之病。总之，见到发热之病，首先要明审，其病是属于外伤风寒的实证之发热，还是内伤元气属于虚证的发热；审为后者，便是内热，李氏称为"阴火"。

　　治疗上，外感与内伤有补泻之不同，"概其外伤风寒六淫之邪，皆有余之病，当泻不当补；饮食失节，中气不足之病，当补不当泻"。李杲辨阴证阳证，是针对当时内伤阴证作为外感阳证施治的错误倾向，辨明内伤不可误作外感。因此，其论述重点在于内伤阴证。

　　在本辨中，有三点值得注意之处。第一，在对阴证病因、病机的认识上，他认为内伤诸证是由饮食劳倦等外在病因与中气不足内因共同作用的结果。一方面饮食劳役等外在病因，可内伤脾胃，"脾胃有伤，则中气不足……诸病生焉"；另一方面，外在病因之所以能够致病，"其中变化，皆由中气不足，乃能生发耳。后有脾胃以受劳役之疾，饮食又复失节……病乃大作"。如果没有中气不足之内因存在，则可以不病。这也正是中医传统的"正气存内，邪不可干"的思想。第二，在内伤与外感的症状鉴别上，李杲提出内伤也可有恶风寒，实即仲景所云之畏风寒，并从脾胃的角度对其症状机理予以了新的阐述。他认为"内伤恶风寒，是荣卫失守，皮肤间无阳以滋养，不能任风寒也"，而荣卫之所以失守，关键在于脾胃内伤，"胃气不升，元气不生，无滋养心肺"。第三，李杲提出鉴别内伤阴证与外感阳证，并从脾胃的角度对内伤的病因、病机予以阐述，这是具有很大学术价值的。但在病机说明上，尚有牵强之处。如关于内伤与外感的内涉脏腑，李杲认为，内伤证内涉脏腑在脾胃，其次是心肺；外感证内涉脏腑在肝肾。其后者，似有不通之处。按中医传统观点，外感证内涉脏腑首先应是肺，肺主卫，肺卫失司，风寒等邪气乘虚而入，又进一步使肺气不利。而李杲"肝肾之气，已绝于内，以其肝主筋，肾主骨，故风邪感则筋骨疼痛"之说，并不能解释一般外感风寒之筋骨疼痛症状，临床亦很少见到外感风寒证中有其他内伤肝肾的症状。

辨　脉

古人以脉上辨内外伤于人迎气口，人迎脉大于气口为外伤，气口脉大于人迎为内伤。此辨固是，但其说有所未尽耳。外感风寒，皆有余之证，是从前客邪来也，其病必见于左手，左手主表，乃行阳二十五度。内伤饮食及饮食不节，劳役所伤①，皆不足之病也，必见于右手，右手主里，乃行阴二十五度。故外感寒邪，则独左寸人迎脉浮紧，按之洪大；紧者、急甚于弦，是足太阳寒水之脉，按之洪大而有力，中见手少阴心火之脉，丁与壬合，内显洪大，乃伤寒脉也。若外感风邪，则人迎脉缓，而大②于气口一倍，或二倍、三倍。内伤饮食，则右寸气口脉大于人迎一倍，伤之重者，过在少阴则两倍，太阴则三倍，此内伤饮食之脉。若饮食不节，劳役过甚，则心脉变见于气口，是心火刑肺，其肝木挟心火之势亦来薄③肺，经云：侮所不胜，寡于畏者是也。故气口脉急大而涩④数，时一代而涩也。涩者，肺之本脉；代者，元气不相接。脾胃不及之脉，洪大而数者，心脉刑肺也；急者，肝木挟心火而反克肺金也。若不甚劳役，惟右关脾脉大而数，谓独大于五脉，数中显缓，时一代也。如饮食不节，寒温失所，则先右关胃脉损弱，甚则隐而不见，惟内显脾脉之大数微缓，时一代也。宿食不消，则独右关脉沉而滑。经云，脉滑者，有宿食也。以此辨之，岂不明白易见乎。但恐山野间卒无医者，何以诊候，故复说病证以辨之。

『 注释 』

①所伤：原作"不节"，文义不顺，据《东垣十书》吴门德馨本及《医方类聚》卷九十九引《东垣内外伤辨》改。

②大：此后《医方类聚》卷九十九引《东垣内外伤辨》有"或大"二字，原"而大"二字属上句读。

③薄：迫，侵。

④涩：《医方类聚》卷九十九引《东垣内外伤辨》无。据下文"时一代而涩也"句，"涩"字似重出，宜删之。

『 按语 』

脉象，历来是中医诊断疾病的重要指征之一。古人认为：人迎脉大于气口为外感，反之则为内伤。李杲吸收了古人这一观点，同时结合自己的临床经验，从左右手阴阳循行、内涉脏腑、病情轻重等多方面进行了研究。

首先，在部位上，以上下言之，则人迎脉多反映外感证，而气口脉多反映内伤证。以左右言之，则"外感风寒，皆有余之证……必见于左手，左手主表，乃行阳二十五度"。而内伤证"皆不足之病也，必见于右手，右手主里，乃行阴二十五度"。据此，他提出，外感有余之证，人迎脉大于气口，实际为人迎脉大于气口之左寸；内伤不足之证，气口脉大于人迎，实际为右寸气口脉大于人迎。

其次，在脉之形态上，外感证多为风寒之邪所致，故一般脉显浮紧。又因感邪性质、深浅不同而有不同变化。常见的有"外感寒邪，则独左寸人迎脉浮紧，按之洪大；紧者急甚于弦"伤寒之脉，"按之洪大而有力，中见手少阴心火之脉……内显洪大""若外感风邪，则人迎脉缓，而大于气口一倍，或二倍、三倍"。内伤不足之证，在右寸气口大于人迎的基础上，又因致病原因、病情轻重、内伤脏腑的不同，而显示不同的病理变化。如单纯由内伤饮食致病，则病情越重，气口脉大于人迎的程度越重。若内伤饮食，又加之劳役过甚，则"气口脉急大而涩数，时一代而涩也"。其机理在于"饮食不节，劳役过甚，则心脉变见于气口，是心火刑肺，其肝木挟心火之势亦来薄肺""涩者，肺之本脉；代者，元气不相接。脾胃不及之脉，洪大而数者，心脉刑肺也；急者，肝木挟心火而反克肺金也"。若内伤饮食而劳役不甚者，"惟右关脾脉大而数，谓独大于五脉，数中显缓，时一代也"。若内伤饮食，又加之寒温失所，"则先右关胃脉损弱，甚则隐而不见，惟内显脾脉之大数微缓，时一代也"。

由以上可以看出，在内外伤鉴别之脉诊上，李杲有所发现和创新，其中尤其是对内伤脉象的看法，有独到之处。总结其观点，大体有如下规律：内伤证气口脉大于人迎，伤之越重，大之越甚；损及其他脏腑则出现其脏腑相应的病理脉象，如伤及心则洪数，伤及肺则涩，伤及肝则急，伤及元气则代，等等。对于李杲从脉象鉴别内外伤的贡献，后世医家基本持肯定态度，也有进一步发挥或提出异议的。如明·张介宾就提出：脉以大小言，有左右之不同，但同时应注意人体生理上的差异，"夫人生禀赋之常，凡右脉大者十居八九，左脉大者十居一二"。再以脉的迟急而言，景岳认为就没有左右之分，他说："脉息本相应，不可以左右分也。"并且，他还进一步提出了以脉之有力无力、有神无神，辨外感内伤之虚实不同的科学观点。他指出："六脉俱有表里，左右各有阴阳，外感者，两手俱紧数，但当以有力无力分阴证阳证；内伤者，左右俱缓大，又必以有神无神辨虚邪实邪。"这种观点的提出补充了东垣内外伤辨脉之不足。

辨 寒 热

外伤寒邪之证，与饮食失节、劳役形质之病，及内伤饮食，俱有寒热。举世尽将内伤饮食失节、劳役不足之病，作外伤寒邪、表实有余之证，反泻其表，枉死者岂胜言哉！皆由不别其寒热耳。今细为分解之。

外伤寒邪，发热恶寒，寒热并作。其热也，翕翕发热，又为之拂拂发热，发于皮毛之上，如羽毛之拂，明其热在表也，是寒邪犯高之高者也。皮肤毛腠者，阳之分也，是卫之元气所滋养之分也。以寒邪乘之，郁遏阳分，阳不得伸，故发热也。其面赤，鼻气壅塞不通，心中烦闷，稍似袒裸，露其皮肤，已不能禁其寒矣。其表上虚热，止①此而已。其恶寒也，虽重衣下幕，逼近烈火，终不能御其寒，一时一日，增加愈甚，必待传入里作下证乃罢。其寒热齐作，无有间断也。其内伤饮食不节，或劳役所伤，亦有头痛、项痛、腰痛，与太阳表证微有相似，余皆不同，论中辨之矣。内伤不足之病，表上无阳，不能禁风寒也，此则常常有之；其躁热发于肾间者，间而有之，与外中寒邪，略不相似。其恶风寒也，盖脾胃不足，荣气下流，而乘肾肝，此痿厥气逆之渐也。若胃气平常，饮食入胃，其荣气上行，以舒于心肺，以滋养上焦之皮肤腠理之元气也；既下流，其心肺无所禀受，皮肤间无阳，失其荣卫之外护，故阳分皮毛之间虚弱，但见风见寒，或居阴寒处，无日阳处，便恶之也，此常常有之，无间断者也。但避风寒及温暖处，或添衣盖，温养其皮肤，所恶风寒便不见矣。是热也，非表伤寒邪，皮毛间发热也。乃肾间受脾胃下流之湿气，闭塞其下，致阴火上冲，作蒸蒸而躁热，上彻头顶，旁彻皮毛，浑身躁热，作须待袒衣露居，近寒凉处即已，或热极而汗出亦解。彼外伤恶寒发热，岂有汗出者乎？若得汗，则病愈矣。以此辨之，岂不如黑白之易见乎！当内虚而伤之者躁热也，或因口吸风寒之气，郁其阴火，使咽膈不通，其吸入之气欲入，为膈上冲脉之火所拒，使阴气不得入，其胸中之气为外风寒所遏而不得伸，令人口开目瞪，极则声发于外，气不能上下，塞于咽中而气欲绝。又或因哕因呕因吐，而躁热发必有所因，方有此证，其表虚恶风寒之证复见矣。表虚之弱，为阴火所乘，躁发须臾而过，其表虚无阳，不任风寒复见矣。是表虚无阳，常常有之，其躁热则间而有之，此二者不齐作②，躁作寒已，寒作躁已，非如外伤之寒热齐作，无有间断也。

百病俱有身热，又谓之肌热，又谓之皮肤间热，以手扪之方知者是也，乃肌体有形之热也，亦须皆待阴阳既和，汗出则愈矣，慎不可于此上辨之，以其虚实内外病皆有之，故难辨耳；只依此说，病人自觉发热恶寒之热及躁作之热上辨之，为准则矣。

『 注释 』

①止：同"只"。

②作：原无，据《医方类聚》卷九十九引《东垣内外伤辨》及下文"寒热齐作"文例补。

『 按语 』

外感风寒，其发热是发于皮毛之上，这种寒与热齐作，无有间断之时，是邪伤于表，皮肤毛腠，卫阳之气郁而不伸，而上焦肺气，亦不能宣通的象征。内伤者，寒与热不齐，即恶寒是常常有之，躁热则间而有之；恶寒时并不发热，而躁热发作，即不恶寒。这是脾胃元气不足，水谷之气不旺，不能上舒心肺，滋养皮肤毛腠，充实卫阳；而同时又脾湿下流，下焦之气不化，闭塞其下，形成阴火，逆而上冲的缘故。

李杲对内外伤之寒热的鉴别，大体包括症状鉴别和病因、病机分析两方面。第一，症状鉴别，可归纳为四个方面，在发热时间上，外感为寒热齐作，无有间歇；内伤是恶风寒常常有之，发热间而有之，二者不齐，交替出现。发热特点上，外感为翕翕发热，发于皮毛之上，其发热伴面赤，鼻气壅塞不通，心中烦闷，稍以袒裸，其皮肤不能禁其寒；内伤是其热蒸蒸，上至头顶，傍彻皮毛，浑身燥热作，须待袒衣露居近寒凉处即已，或热极而汗出解。恶寒特点上，外感为其恶寒虽重衣不解，逼近烈火，不能御其寒；内伤为但避风寒，及温暖处，或添衣，盖温养其皮肤，所恶风寒便不见矣。外感无汗出，内伤有汗出。第二，病机分析，对外感寒热，李杲承袭了仲景的观点，"以寒邪乘之，郁遏阳分，阳不得伸，故发热也"。而内伤寒热的病机，是李杲分析的重点。他认为，其关键在于脾胃不足，脾胃不足"既下流，其心肺无所禀受，皮肤间无阳，失其荣卫之外护，故阳分皮毛之间虚弱"，所以出现恶风寒之表现。虽恶风寒，"但见风见寒，或居阴寒处，无日阳处，便恶之也"。由于此卫阳亏虚是在一定时间内持续存在的，因此这种恶寒的特点也就"常常有之，无间断者也"，只有得衣被温暖以助卫阳固护皮肤时，才可自然缓解。内伤证发热之机理在于：脾胃不足，其气下流于肾，"肾间受脾胃下流之湿气，闭塞其下，致阴火上冲"。因此这种发热的特点是不在皮表，而是"其燥热发于肾间"，热极时也可能汗出，寒热可因之而暂时缓解，但并非痊愈。在论述内伤发热病机的过程中，李杲提出了具有特定含义的"阴火"问题。正是由于

"阴火"的产生，才出现了内伤发热的症状。在本论之后，李杲的各著作中，都散在地提到了"阴火"，以至于径成"阴火学说"。尽管对"阴火"的实质问题，至今仍有争议，但"阴火"之存在，是众所公认的。

寒热是临床最常见的症状之一，因此上至仲景，下至近代，均以寒热为临床重要诊察内容之一。李杲"辨寒热"一论，系统地将内外伤寒热的症状、病机进行了分析，这在诊断学上是具有一定意义的。不过，李杲所论之内伤发热，是特指由脾胃不足，而化生"阴火"所导致的发热，对属于内伤证中的其他证型发热并未论及。后之学者对此进行了多方面的补充。如朱丹溪对阴虚发热进行了具体而系统的阐发；张景岳将寒热分为在表在里、在上在下、虚实真假之不同，并认为"凡病身热脉紧、头痛、体痛、拘急、无汗，而且得于暂者，必外感也""凡内证发热者……必有内证相应，而其来也渐"。

辨外感八风之邪①

辨外感八风之邪，或有饮食劳役所伤之重者，三二日间特与外伤者相似，其余证有特异名者，若不将两证重别分解，犹恐将内伤不足之证，误作有余外感风邪，虽辞理有重复处，但欲病者易辨，医者易治耳。

外感八风之邪，乃有余证也；内伤饮食不节，劳役所伤，皆不足之病也。其内伤亦恶风自汗，若在温暖无风处，则不恶矣，与外伤鼻流清涕，头痛自汗颇相似，细分之特异耳。外感风邪，其恶风，自汗，头痛，鼻流清涕，常常有之，一日一时，增加愈甚，直至传入里作下证乃罢。语声重浊，高厉有力，鼻息壅塞而不通，能食，腹中和，口知味，大小便如常，筋骨疼痛，不能动摇，便着床枕，非扶不起。其内伤与饮食不节，劳役所伤，然亦恶风，居露地中，遇大漫风起，却不恶也，惟门窗隙中些小贼风来，必大恶也，与伤风伤寒俱不同矣。况鼻流清涕，头痛自汗，间而有之。鼻中气短，少气不足以息，语则气短而怯弱，妨食，或食不下，或不欲食，三者互有之。腹中不和，或腹中急而不能伸，口不知五谷之味，小便频数而不渴。初劳役得病，食少，小便赤黄，大便常难，或涩②或结，或虚坐只见些小白脓，时有下气，或泄黄如糜，或溏泄色白，或结而不通。若心下痞，或胸中闭塞，如刀劙③之痛，二者亦互作，不并出也。有时胃脘当心而痛，上支两胁，痛必脐下相火之势，如巨川之水，不可遏而上行，使阳明之经逆行，乱于胸中，其气无止息，甚则高喘，热伤元气，令四肢不收，无气以动，而懒倦嗜卧。以其外感风寒俱无此证，故易为分辨耳。

『注释』

①辨外感八风之邪：原无标题，据目录补。

②涩：《医方类聚》卷九十九引《东垣内外伤辨》作"秘"。

③劙（lí 离）：割。

『按语』

李氏认为内伤病的形成，乃是气不足的结果，而气之所以不足，实由脾胃损伤所致。脾胃与元气的关系，"气"是人体生命活动的动力和源泉，它既是脏腑功能的表现，又是脏腑活动的产物。因此，气与人体的病理变化之间，就有非常密切的关系。故在其论著中，曾不厌其详地反复阐述了脾胃与元气的密切关系。如说："真气又名元气，乃先身生之精气也，非胃气不能滋之。"又说："夫元气、谷气、荣气、清气、卫气、生发诸阳上升之气，此六者，皆饮食入胃，谷气上行，胃气之异名，其实一也。""脾胃之气既伤，而元气亦不能充，而诸病之所由生也。"以上几段论述，说明脾胃是元气之本，元气是健康之本，脾胃伤则元气衰，元气衰则疾病所由生，这是李杲内伤学说中的基本论点。

李杲认为内伤病的致病原因，主要有下列几个方面：①饮食不节："夫饮食不节则胃病，胃病则气短精神少，而生大热，有时而显火上行，独燎其面。《黄帝针经》云：'面热者，足阳明病'。胃既病则脾无所禀受，……故亦从而病焉。"②劳役过度："形体劳役则脾病，脾病则怠惰嗜卧，四肢不收，大便泻泄。脾既病则其胃不能独行津液，故亦从而病焉。"③精神刺激：李杲认为精神刺激能资助心火，壮火食气。所以长期的精神刺激，也是造成内伤的重要因素之一。如说：人们"因喜怒忧恐，损耗元气，资助心火，火与元气不两立，火胜则乘其土位，此所以病也"。

李杲特别指出，内伤病的形成，常常是上述三方面因素综合作用的结果。他论述道：内伤之病，"皆先由喜怒悲忧恐，为五贼所伤，而后胃气不行，劳役饮食不节继之，则元气乃伤"。这不仅概括地说明了内伤病形成的整个原因，而且还表现出李氏颇为重视精神因素在其中的先导作用。

除了这三方面因素之外，李杲还言及身体素弱者，更易发病。如他在《兰室秘藏》中说："或素有心气不足，因饮食劳倦，致令心火乘脾。"内伤病证因之而发生。

这里还须指出，造成内伤病的因素，实际并不止此。不过李杲内伤学说的提出，正当中原战乱频仍，人民生活颠沛流离，精神恐惧紧张，再加上繁重而无休止的劳役，以及饥饿冻馁等恶劣条件，因此造成内伤病的上述因素，就显得很突出了。

李杲认为元气与阴火具有相互制约的关系。内伤病的病理变化，就在于气与火的关系失调。元气不足时，阴火则亢盛；反之，元气若充沛，阴火自降敛。

关于外感与内伤病的鉴别，李氏认为，内伤病之所以会出现恶寒发热之证，是与升降失常分不开的，"饮食入胃，其荣气上行，以舒于心肺，以滋养上焦之皮肤腠理之元气也。"这样，就得以维持人体的正常。如果荣气不升反而下流，就会导致："心肺无所秉受，皮肤间无阳，失其荣卫之外护，故阳分皮毛之间虚弱，但见风见寒，或居阴寒处，无日阳处，便恶之也。"这就是造成内伤病恶寒的病机。

至于内伤病的发热，与外感伤寒的发热亦不同，乃由于"肾间受脾胃下流之湿气，闭塞其下，致阴火上冲"所致，所以具有"作蒸蒸而躁热，上彻头顶，旁彻皮毛"的临床表现。

内伤热中证与外感病的区别，李杲论述得甚为详尽，说理亦很清楚。关于内伤热中证的临床表现，李氏在他所著的《脾胃论》中指出："……脾证始得，则气高而喘，身热而烦，其脉洪大而头痛，或渴不止，其皮肤不任风寒，而生寒热。"以上内伤热中证所表现的发热、烦渴、头痛、恶风寒等和外感六淫之邪的发热、烦渴、头痛、恶风寒等，在表面上有些相似，而实质上是不相同的，若不加以鉴别，治疗时就容易犯"虚虚实实"的原则错误。

辨手心手背

内伤及劳役饮食不节病，手心热，手背不热；外伤风寒，则手背热，手心不热。此辨至甚皎然①。

『注释』

①皎然：皎，白而亮。此为明确无误。

『按语』

外感之病，寒热齐作，必伴见手背发热，这亦是邪在于表的一个见证。内伤之病，寒热间作，但每见手心发热，手背不热，这亦是病在于里，热伤元气的一个见证。手心手背之辨别，李杲主要是从温凉对比角度进行的。辨手足温凉，以诊断疾病，预测病情，自《内经》《伤寒论》就已有记载。《灵枢·论疾诊尺》中有"大便赤瓣飧泄、脉小者，手足寒，难已；飧泄、脉小，手足温，泄易已"。《伤寒论·辨少阴病脉证并治》亦有类似记载："少阴病，恶寒、身踡而利、手足逆冷者，不治"；"少阴病，下利，若利自止，恶寒而踡卧，手足温者，可治"，都是依据手足温否来辨别阳气之盛衰。李杲则在其基础上主张以手心手背温凉之不同，来诊断外感与内伤，他认为，此辨是辨外感与内伤的最明显而易于掌握的指征。

辨　口　鼻

若饮食劳役所伤，其外证必显在口，必口失谷味，必腹中不和，必不欲言，纵勉强对答，声必怯弱，口沃沫多唾，鼻中清涕或有或无，即阴证也。外伤风寒，则其外证必显在鼻。鼻气不利，声重浊不清利，其言壅塞，盛有力，而口中必和。伤寒则面赤，鼻壅塞而干，伤风则鼻流清涕而已。《内经》云：鼻者肺之候，肺气通于天。外伤风寒，则鼻为之不利。口者坤土也，脾气通于口。饮食失节，劳役所伤，口不知谷味，亦不知五味。又云：伤食恶食，伤食明矣。

『 按语 』

李杲认为：内伤饮食劳倦，首先犯于脾胃，脾胃开窍于口，故其病理直接表现于口，而外感风寒首先犯肺，肺开窍于鼻，故其病理最易表现于鼻。"鼻者肺之候，肺气通于天，外感风寒，则鼻为之不利。口者坤土也，脾气通于口。饮食失节，劳役所伤，口不知谷味，亦不知五味。"但是，脾胃与肺，虽其外候不同，但在生理功能上密切相关，病理上相互影响，况且口鼻在解剖结构上相通，同为气之门户，故口鼻之病理，又是互相影响的。李杲辨明内伤不足之证，口不知味，腹中不和，少气懒言，语声低弱，口多唾沫，属于阴证；外伤有余之证，呼吸粗促，鼻塞声重而口中必和，属于阳证。但病情经常变化，不能因为内伤口不知谷味而外感则无。在一定病变中，邪去正虚，亦有口不知味的表现。外感初起，有发热面赤、鼻塞流涕等症。然内伤脾胃不足，引起卫阳空虚，阴火上干，亦有鼻流清涕、面赤如烤的现象，必须全面地参合脉证确定诊断。内伤脾胃表现于口，常稍兼有鼻之病理表现；而外感伤肺表现于鼻，又常兼有口之病理表现，这是内外伤辨别中值得注意的问题之一。虽外感与内伤中，口鼻症状可交互出现，但外感证仍以鼻之症状为主，内伤证则以口症为主。此不难辨别。

辨气少气盛

外伤风寒者，故其气壅盛而有余，内伤饮食劳役者，其口鼻中皆气短促，不足以息。何以分之？盖外伤风寒者，心肺元气初无减损，又添邪气助之，使鼻气壅塞不利，其面赤，不通，其鼻中气不能出，并从口出，但发一言，必前轻而后重，其言高，其声壮厉而有力。是伤寒则鼻干无涕，面壅色赤，其言前轻后重，其声壮厉而有力者，乃有余之验也；伤风则决然鼻流清涕，其声嘎，其言响如从瓮中出，亦前轻而后重，高揭①而有力，皆气盛有余之验也。内伤饮食劳役者，心肺之气先损，为热所伤，热既伤气，四肢无力以动，故口鼻中皆短气少气，上喘懒语，人有所问，十不欲对其一，纵勉强答之，其气亦怯，其声亦低，是其气短少不足之验也。明白如此，虽妇人女子亦能辨之，岂有医者反不能辨之乎？

『 注释 』

①揭：高。

『 按语 』

病之虚实，以正气之多少而定。外感有余，其气壅盛；内伤不足，其气必虚。因此气少气盛，可为鉴别外感与内伤之佐证之一。其气少气盛的鉴别，李杲也是从口鼻呼吸和语言的有力无力及音质进行的。其气少气盛，病机关键在于心肺之气有壅遏和受损之不同。"盖外伤风寒者，心肺元气初无减损，又添邪气助之"，故其气盛；而"内伤饮食劳役者，心肺之气先损，为热所伤，热既伤气"，故其气少。本辨实际上是从气之多少角度，对"辨口鼻"与"辨筋骨四肢"的补充和强调。单独提出此一辨，其目的在于强调心肺元气在外感与内伤发病中的作用。按照李杲脾胃学说的观点，此心肺元气又依赖于脾胃之气的充养。

辨 头 痛

内证头痛，有时而作，有时而止。外证头痛，常常有之，直须传入里实方罢。此又内外证之不同者也。

『 按语 』

外感和内伤都能引起头痛。李杲认为：内伤头痛有时发作有时停止，是阵发性的头痛；饮食伤的头痛多在前额，有时昏痛，有时呕吐馊腐食物残渣，前额是阳明胃经脉所过，饮食伤胃，则反映阳明经行障碍而昏痛；劳倦伤的头痛，多在头侧或头顶，因为劳倦过度，易使阴火循少阳、厥阴两经上逆之故。外感头痛表现痛无休止。凡痛在项后，或上连头顶，邪在太阳经。痛在额前连及眉棱，邪在阳明经；如果阳明里实，里热上攻，"伤寒不大便六七日，头痛有热者，与承气汤"，可见邪热传里，不一定头痛方罢。痛在两侧颞颥部，邪在少阳经。三阴经不上头，故无头痛证，但厥阴经与督脉会于巅，因此头顶痛亦为"厥阴头痛"。这些头痛，是风寒外邪袭击的头痛，但属表邪，可用解表而愈。李杲认为：由于外感风寒之邪，有"犯高之高者"的特点；而内伤发热又有"阴火上冲"，燥热上彻头顶之病理，因此，不论外感与内伤，都常见有头痛，临床应予以鉴别。其鉴别要点，在于发作的时间上。"内证头痛，有时而作，有时而止。外证头痛，常常有之，直须传入里实方罢。"

明·张景岳在"十问歌"之"三问头身"中，将头痛分为火盛头痛、阴虚头痛、阳虚头痛。三者之鉴别在于，"凡火盛于内为头痛者，必有内应之证，或在喉口，或在耳目，别无身热、恶寒在表等候者，此热盛于上，病在里也，察在何经，宜清宜降，高者抑之，此之谓也，若用轻扬散剂，则火必上升，而痛愈甚矣。""凡阴虚头痛者，举发无时，是因酒色过度，或遇劳苦，或逢情欲，其发则甚，此为里证，或精或气，非补不可。""凡头痛属里者，多因于火，此其常也。然亦有阴寒在上，阳虚不能上达而痛甚者，其证则恶寒、呕恶、六脉沉微，或兼弦细，诸治不效，余以桂附参熟之类而愈之，是头痛之有阳虚也。"这就补充了李杲对内伤头痛论述上的不足。

头痛，为内科最常见的症状之一。诊察头痛须详察病因，有外伤和内伤的区别；外伤中又有六淫主病各自不同的区别；内伤中又有饮食伤、劳倦伤和七情主病各自不同的区别。如头顶痛，外伤中有风邪和痰厥的区别，内伤中亦有阳虚与阴虚的区别。常发症多外感实邪，间发症多内伤虚邪，都应作具体的分析。李杲对头痛之辨占篇幅很少，似乎过于简略，并且其论也仅是就一般规律而言。实际临床上尚有特殊情况存在。例如，他认为，外感头痛，一旦病传入里，是头痛自解。而《伤寒论》中，就有"伤寒不大便六七日，头痛有热者，与承气汤"之条文，可见，病传入里，头痛并不一定会消失。

辨筋骨四肢

内伤等病，是心肺之气已绝于外，必怠惰①嗜卧，四肢沉困不收，此乃热伤元气。脾主四肢，既为热所乘，无气以动。经云：热伤气。又云：热则骨消筋缓。此之谓也。若外伤风寒，是肾肝之气已绝于内。肾主骨，为寒；肝主筋，为风。自古肾肝之病同一治，以其递相维持也，故经言胆主筋，膀胱主骨是也。或中风，或伤寒，得病之日，便着床枕，非扶不起，筋骨为之疼痛，不能动摇，乃形质之伤。经云：寒伤形。又云：寒则筋挛②骨痛。此之谓也。

『注释』

①怠惰：懈怠，懒惰。
②挛：卷曲不能伸直。

『按语』

头为诸阳之会，四肢为诸阳之本。这就是说，全身的温热调节于脑，全身运动表现于机体内四肢肌肉和筋骨。根据《内经》的理论，李杲结合本人的临床经验，提出了内外伤在筋骨四肢上的不同病理表现。

外感之筋骨疼痛方面，已见于"辨阴证阳证"；关于内伤诸症之病机，李杲认为，关键在于脾胃内伤。由于生理上，脾胃为生化之源，其化生精气，内养五脏，外主四肢。因此，一旦饮食劳倦内伤脾胃，则出现三方面的病理变化。其一，脾胃不足，四肢无以充养；其二，脾胃不足，心肺之元气无所滋助，致"心肺之气已绝于外"，营卫气血俱亏，不能正常充养四末；其三，"经云：热伤气。又云：热则骨消筋缓。"四肢"既为热所乘，无气以动"，也就是阴火耗伤元气。这三方面，都导致筋骨四肢出现以怠惰无力为特征的病理表现。

这里专就四肢筋骨辨明阴阳内外的关系。饮食劳倦内伤诸证，主要是营卫生化的源泉不足。营气和卫气源于脾胃，脾胃元气受病，心肺的精气已绝于外援，营卫失据，肌肉无力，症状表现为少气懒言，手足软弱，沉困好睡，精神不振等。这种症状常发生在暑热伤害元气，又因饮食饥饱失节，或劳累过度，汗泄过多，脾气散精不能充分供给心肺机能活动的需要，心肺之精气已绝于外，所以出现"骨消筋缓"的病理状态。这就是内伤发病的机理。如属外感风寒之邪，症状表现多在体表，肌肉同筋骨相连，表邪必影响筋骨疼痛，卧床难以运动自如。肝主筋，肾主骨，风寒外束，筋骨疼痛，势必影响肝肾，使肝肾应受营运的精气已绝于内源。无论是中风或伤寒都有筋骨疼痛的特征，寒是伤形体的，寒性收引，所以筋挛骨痛。这就是外伤发病的机理。风寒同治，也就是肝肾同治。热则肌肉弛缓是伤气的结果，寒则筋骨挛痛是伤形的结果。寒则四肢挛缩，热则四肢弛缓，风则四肢振颤，火则四肢动乱，湿则四肢沉重，燥则四肢痿废，临诊时，都应综合兼见脉证进行分析，才能得出正确的结论。

辨外伤不恶食①

辨外伤不恶食，若劳役饮食失节，寒温不适，此三者皆恶食。

仲景《伤寒论》云：中风能食，伤寒不能食，二者皆口中和而不恶食。若劳役所伤及饮食失节、寒温不适三者，俱恶食，口不知五味，亦不知五谷之味。只此一辨，足以分内外有余不足二证也。伤寒证虽不能食，而不恶食，口中和，知五味，亦知谷味，盖无内证，则心气和，脾气通，知五谷之味矣。

『注释』

①辨外伤不恶食：原无标题，据目录补。

『按语』

内外伤在食欲上的不同表现，在"辨口鼻"中已有涉及。由于李杲之内伤证，主要是指由内伤脾胃而导致的诸种证候，而观察食欲，可直接了解内在脾胃的功能情况，因此，李杲认为此辨至关重要，"只此一辨，足以分内外有余不足二证也"。李杲认为，凡厌恶食物的病人多属于内伤诸证。

食欲之病理表现，历来有能食、多食、不能食、恶食之分。能食为食欲正常或基本正常；多食为食欲超常，食量过多；不能食为不欲进食，但亦无明显厌恶之感；恶食则是在不能食的基础之上，又有恶闻食臭，口失五味等。

李杲论恶食与不能食的区别为恶食是厌恶食物，闻到饭食香气便恶心欲呕、不想吃，吃起饭来，口舌失去了味觉，这是内伤诸证的特征。外感风寒则没有恶食的表现，只有不能食的感觉，看到饭菜吃不进。张仲景说"伤风能食"，因其脉缓自汗而卫气空虚、热泄于表，所以能食；"伤寒不能食"，因其脉紧无汗而卫气闭塞、热郁于表，所以不能食。"胃为卫之源"，能食与不能食决定于胃气的虚实。但是这种情况是变化的，如伤寒口苦，湿温口甜，这是普通现象。由于风寒化热，湿热成瘅，改变了味觉，而口中亦不和，造成胸痞恶食的现象。

张介宾在《景岳全书·十问篇》中说:"病由外感而食欲不断者,知其邪未及脏,而恶食不恶食者可知;病因内伤而食饮变常者,辨其味有喜恶,而爱冷爱热者可知;素欲温热者,知阴脏之宜暖,素好寒冷者,知阳脏之可清。……凡诸病得食稍安者,必是虚证,得食更甚者,或虚或实皆有之,当辨而治之。"说明外感风寒邪未传里化热是能食的。如果风寒化热则口苦,湿温化热则口甜,由于味觉改变而恶食。内伤饮食失节,寒温不适之证,如胃寒喜热,胃热喜寒,由于味觉复常而能食;得食则安,必是脾胃虚证。景岳这些基本观点,进一步发扬了李杲关于内伤恶食、外感不恶食的理论。

辨渴与不渴

外感风寒之邪,三日已①外,谷消水去②,邪气传里,始有渴也。内伤饮食失节,劳役久病者,必不渴,是邪气在血脉中,有余故也③。初劳役形质,饮食失节,伤之重者,必有渴,以其心火炽,上克于肺金,故渴也。又当以此辨之。虽渴欲饮冷水者,当徐徐少与之,不可纵意而饮,恐水多峻下,则胃气愈弱,轻则为胀,重则传变诸疾,必反复闷乱,百脉不安,夜加增剧,不得安卧④,不可不预度也。

『注释』

①已:同"以"。

②去:此后《医方类聚》卷九十九引《东垣内外伤辨》有"形亡"二字。

③有余故也:此后《医方类聚》卷九十九引《东垣内外伤辨》有"有湿,故不渴也"。

④不得安卧:此后《医方类聚》卷九十九引《东垣内外伤辨》有"甚则不得卧"句。

『按语』

口渴与否,主要反映体内的津液情况。李杲认为,渴与不渴,不仅有内外伤之分,而且有新病久病之别。之所以有此不同,其机理在于:风寒为阴寒之邪,外感初起,伤阳不伤阴,津液未损,故不渴,如"三日以外,谷消水去,邪气传里,始有渴也",盖必有邪郁化热,耗伤气津。而内伤证,"初劳役形质,饮食失节,伤之重者",必致脾胃内伤,其气下陷,而阴火上冲,致心火旺,"以其心火炽，上克于肺金，故渴也"；而内伤病久，已入血分，则渴之症状得到缓解。他说："内伤饮食失节，劳役久病者，必不渴，是邪气在血脉中，有余故也。"此外，在本辨中，李杲还提出了渴而饮水的宜忌，立此宜忌之旨在于提醒后人，在渴而饮水，应当注意胃气，这也是与其一贯的重脾胃观点相吻合的。

　　李杲对渴症之辨，概括性很强。张介宾在其基础上，进一步提出：口渴情况能反映里证之寒、热、虚、实。他说："渴与不渴，可以察里证之寒热，而虚实之辨亦从以见。"并且他还将口渴分为大渴喜冷水不绝、渴而喜冷、口虽渴而喜热不喜冷者、渴而不欲饮四种类型，并进行了分析。他认为"大渴喜冷，冰水不绝，而腹坚便结，脉实气壮者，此阳证也"，为"内热之甚"。另有一种情况，与内热之渴相似，也是渴而喜冷饮，但其证属阳盛阴虚。张介宾说："凡阳邪虽盛，而真阴又虚者，不可因其火盛喜冷便云实热。盖其内水不足，欲得外水以济。水涸精亏，真阴枯也，必兼脉证细察之，此而略差，死生立判。"如此复杂情况，非一般治法所能及。张介宾介绍了本人治疗此证之经验，即寒热并用，补清兼施。他说："余尝治垂危最重伤寒有如此者，每以峻补之剂浸冷而服，或以冰水、人参、熟附等剂相间迭进，活人多矣。常人见之，咸以为奇，不知理当如是，何奇之有？然必其干渴燥结之甚者，乃可以参附凉水并进，若无实结，不可予水。"张氏这种对渴症以水治之的方法，颇具特色。不仅李杲未曾论及，后世医著中，也绝少见。"凡口虽渴而喜热不喜冷者，此非火证，中寒可知"。至于"既非火证，何以作渴"的机理，张氏认为"水亏故耳"。现代亦有人认为此类型口渴为内有湿邪。湿邪内阻，津液不得上承，故口渴。喜热饮之原因在于欲以热祛其寒湿之气。但内有湿邪之渴欲热饮，必饮量较少。口干而不欲饮水，张介宾认为是"阳邪虽盛，而真阴又虚"。其机理在于"盖其内水不足，欲得外水以济，水涸津亏，真阴枯也""真阴内亏，所以口无津液""内无邪火，所以不欲汤水"。同时，他提出，此非一般口渴，应称为口干。口渴为常见之症，除张介宾外，其他医家也多有发挥，至现代口渴的诊察内容已相当完善。

辨劳役受病表虚不作表实治之

　　或因劳役动作，肾间阴火沸腾，事闲之际①，或于阴凉处解脱衣裳，更有新沐浴，于背阴处坐卧，其阴火下行，还归肾间，皮肤腠理极虚无阳，但风来为寒凉所遏，表虚不任其风寒，自认外感风寒，求医解表，以重绝元气，取祸如反掌。苟幸而免者，致虚劳，气血皆弱，不能完复。且表虚之人，为风寒所遏，亦是虚邪犯表，始病一二日之间，特与外中贼邪有余之证颇相似处，故致疑惑，请医者只于气少气盛上辨之。其外伤贼邪，必语声前轻后重，高厉而有力；若是劳役所伤，饮食不节，表虚不足之病，必短气气促。上气高喘，懒语②，其声困弱而无力，至易见也。若毫厘之误，则千里之谬。以上诸辨证，别有治法用药正论，故作此说，分解于后。

『注释』

①事闲之际：此后《医方类聚》卷九十九引《东垣内外伤辨》有"与大舍之内"句。

②懒语：此后《医方类聚》卷九十九引《东垣内外伤辨》有"如有所问，虽勉强对答一两句"语。

『按语』

李杲此处表虚证，指劳役所伤，皮表无阳以卫，而外感风寒之证。因其由劳役之后感邪，所以与外感风寒表实之证有性质的不同。但由于"表虚之人，为风寒所遏，亦是虚邪犯表，始病一二日之间，特与外中贼邪有余之证颇相似处，故致疑惑"。"自认外感风寒，求医解表，以重绝元气，取祸如反掌"。因此，以"劳役受病表虚不作表实治之"专为一辨。他对劳役受病表虚证的病因、病理及诊断要点进行了全面论述。首先，其病因、病理为"或因劳役动作，肾间阴火沸腾，事闲之际，或于阴凉处解脱衣裳，更有新沐浴，于背阴处坐卧，其阴火下行，还归肾间，皮肤腠理极虚无阳，但风来为寒凉所遏，表虚不任其风寒"。其次，在表虚与表实的诊断要点上，李杲提出："请医者只于气少气盛上辨之。"具体气少气盛之观察项目，不外语音、呼吸等。已见于其他辨，故不再赘述。张介宾则对辨气少气盛之虚实的诊断要点，提出了不同的看法。他认为："虚实之要，莫逃乎脉。如脉之真有力、真有神者，方是真实证；脉之似有力、似有神者，便是假实证。"值得注意的是论中将劳役之后外感风寒之虚人外感证，归入了内伤范围。按一般看法，就虚实而言，"有表证之虚实，有气血之虚实，有脏腑之虚实，有阴阳之虚实"。而李杲本辨中的虚实之证，实际为今之所说表证中的虚实。他根据虚人外感，有虚在先，而外感在后，故将其归入内伤，这是由于独特的个人分类方法造成的。

辨证与中热颇相似

复有一节，乘天气大热之时，在于路途中劳役得之，或在田野间劳形得之；更或有身体薄弱，食少劳役过甚，又有修善常斋之人，胃气久虚，而因劳役得之者。皆与阳明中热白虎汤证相似，必肌体扪摸之壮热，必躁热闷乱，大恶热，渴而饮水，以劳役过甚之故。亦身疼痛，始受病之时，特与中热外得有余之证相似，若误与白虎汤，旬日必死。此证脾胃大虚，元气不足，口鼻中气皆短促而上喘，至日转以后，是阳明得时之际，病必少减。若是外中热之病，必到日晡之际，大作谵语①，其热增加，大渴饮水，烦闷不止，其劳役不足者，皆无此证，尤易为分解。若有难决疑似之证，必当待一二日求医治疗，必不至错误矣②。

『 注释 』

①谵（zhān 沾）语：因病在睡时说话。《集韵·盐韵》："谵，疾而寐语也。"

②错误矣：此后《东垣十书》吴门德馨本及《医方类聚》卷九十九引《东垣内外伤辨》有一段文字，略有出入，文字如下："饮食不节，劳役形体，所受病皆脾虚，腠理（《医方类聚》'腠理'前有'皮肤'二字）元气已绝于（此后《医方类聚》有'外'字）。往往病人将自己（《医方类聚》'已'作'己'），表虚不任风寒，但有风来寒至，招认作伤风（此后《医方类聚》有'伤寒'二字）。召医以泻其表，反复虚其虚，轻则致危困虚劳，重者必死。深可哀悯。故持（《医方类聚》'持'作'特作'）一说，以祛医者之蔽（《医方类聚》'蔽'作'惑'）。"

『 按语 』

李杲认为，劳役内热始受病时，与阳明中热有相似症状。"必肌体扪摸之壮热，必躁热闷乱，大恶热，渴而饮水，以劳役过甚之故。亦身疼痛。"其鉴别主要在气多气少与日晡时发热变化。之所以有不同的兼症及病情变化，其机理在于：劳役发热由劳役伤脾，元气不足，阴火上冲而致，故日晡之时，阳明主令，时气助胃气，使体内元气与阴火的矛盾得到暂时缓解，故发热等症状应时而减。而阳明中热证为阳明热盛所致，日晡之时，时气助热，故发热等症状因之而加重。

分析本辨原文，李杲所说之劳役内热证，实际就是暑热证。细分之又包括了暑热实证与虚证。暑热实证是指"乘天气大热之时，在于路途中劳役得之，或在田野间劳形得之"，由暑伤胃气而致；暑热虚证是指"乘天气大热之时……更或有身体薄弱，食少劳役过甚；又有修善常斋之人，胃气久虚，而因劳役得之者"。由于均由暑时劳役得之，不论素体虚实，暑邪都最易损伤胃气，因此，李杲均列入劳役内热范围之内。更由于暑热得之于夏季，而阳明中热也可见于夏季，二者初起难以分辨，尤其是暑热之偏实者，初起与阳明中热非常相似，故李杲才立此一辨。此外，本辨之末，李杲提到："若有难决疑似之证，必当待一二日求医治疗，必不至错误矣。"这是由于二证相似症状极多，初起难以分辨，且有"若误与白虎汤，旬日必死"的严重后果，所采取的保守措施，是有一定科学道理的。

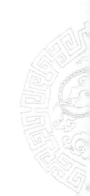

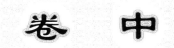

卷　中

饮食劳倦论

　　古之至人，穷于阴阳之化，究乎生死之际，所著《内经》，悉言人以胃气为本。盖人受水谷之气以生，所谓清气^①、荣气^②、卫气^③、春升之气^④，皆胃气之别称也。夫胃为水谷之海，饮食入胃，游溢精气，上输于脾；脾气散精，上归于肺；通调水道，下输膀胱。水精四布，五经并行，合于四时五脏阴阳，揆度以为常也。苟^⑤饮食失节，寒温不适，则脾胃乃伤；喜怒忧恐，劳役过度，而损耗元气。既脾胃虚衰，元气不足，而心火独盛。心火者，阴火^⑥也，起于下焦^⑦，其系系于心^⑧，心不主令，相火^⑨代之；相火，下焦胞络之火^⑩，元气之贼也。火与元气不能两立，一胜则一负。脾胃气虚，则下流于肾肝^⑪，阴火得以乘其土位。故脾胃之证，始得之则气高而喘，身热而烦，其脉洪大而头痛，或渴不止，皮肤不任风寒而生寒热。盖阴火上冲，则气高而喘，身烦热，为头痛，为渴，而脉洪大；脾胃之气下流，使谷气不得升浮，是生长之令不行，则无阳^⑫以护其荣卫，不任风寒，乃生寒热，皆脾胃之气不足所致也。然而与外感风寒所得之证颇同而理异。内伤脾胃，乃伤其气^⑬；外感风寒，乃伤其形^⑭。伤外为有余，有余者泻之，伤内为不足，不足者补之。汗之、下之、吐之、克之，皆泻也；温之、和之、调之、养之，皆补也。内伤不足之病，苟误认作外感有余之病而反泻之，则虚其虚也。《难经》云：实实虚虚^⑮，损不足而益有余，如此死者，医杀之耳！然则奈何^⑯？曰：惟当以甘温之剂，补其中，升其阳，甘寒以泻其火则愈。《内经》曰："劳者温之"，"损者温之^⑰"。盖温能除大热，大忌苦寒之药泻胃土耳。今立补中益气汤。

『注释』

①清气：饮食物质的精气。

②荣气：运行于血液中蒸津液化精微、具有丰富营养的精气。

③卫气：运行于脉外以温肌肉、充皮肤、司开合的阳气。

④春升之气：脾气上升之气。

⑤苟：即"若"。

⑥阴火：生理的相火在郁滞状态下化为邪火，属离位之火，可伤人之元气也。

⑦下焦：指肾府。

⑧系于心：足少阴肾经上行至胸，与手厥阴心包经相连。

⑨相火：当属"少火"，藏于肾以生元气，属于元阳，在此是指阴火，是概念错误。

⑩胞络之火：下焦离位之火，干犯心包，成为胞络之火，也是阴火。

⑪下流于肾肝：指脾胃水谷生化的清气下陷。

⑫无阳：气之阳不足，也就是阳气不足。

⑬伤其气：饮食、劳倦，伤脾胃的元气。

⑭伤其形：风寒外感，伤形体的肌表。

⑮实实虚虚：实实，实证反用补药。虚虚，虚证反用泻药。

⑯然则奈何：究竟要怎样治疗呢？

⑰损者温之：《素问·至真要大论》"损者益之"东垣改"益"为"温"。

『按语』

此段李杲主要阐述了脾胃的生理功能及病理变化规律，以及饮食劳倦类疾病的治疗原则和方法。对于内伤不足之病，如误认作外感有余之病而反泻之，则使虚证更虚。治当以甘温之剂，补其中，升其阳，甘寒以泻其火则愈。《内经》所说的"劳者温之""损者温之"，即为此义。旨在甘温能除大热，防止苦寒之药泻胃土。补中益气汤即为甘温除大热的代表方剂。

内伤脾胃，是伤元气；外感风寒，乃伤形体。伤外为有余，有余者泻之；内伤为不足，不足者补之。如果内伤不足之病，误认外感有余而泻之，则是重虚其虚，必然导致坏病，甚至有生命之危。"惟当以甘温之剂，补其中，升其阳，甘寒以泻其火热则愈"（这里的"甘寒"，是谓于甘温药中，复入苦寒之味，见下文补中益气汤加味法中，与目前临床所讲的甘寒养阴用药不同）。这是根据《内经》"劳者温之""损者温之"的治则立法的。"盖温能除大热，大忌苦寒之药泻胃土"，使胃气一伤再伤。因为此病的整个病程，往往是"始为热中，末传寒中"（见《脾胃论》补中益气汤后加减法），不能不有所注意。

补中益气汤

黄芪劳役病热甚者一钱① 甘草炙以上各五分 人参去芦 升麻 柴胡 橘皮 当归身②酒洗 白术以上各三分

上件㕮咀③，都作一服，水二盏，煎至一盏，去相④，早饭后温服。如伤之重者，二服而愈，量轻重治之。

『注释』

①劳役病热甚者一钱：此段小注《医方类聚》卷一百引《东垣辨惑》作"半钱，或病甚劳役热甚者，一钱"。

②当归身：《脾胃论·饮食劳倦所伤始为热中论》其用量作"二分"。

③㕮咀：切碎。

④柤（zhā）：同"楂"。意为渣。

『按语』

《脾胃论》说："真气又名元气，乃先身生之精气也，非胃气不能滋之。""脾胃之气既伤，而元气亦不能充，而诸病之气由生也。"又说："饮食不节则胃病……形体劳役则脾病。"脾胃为营卫气血之源，饮食劳倦损伤脾胃，气虚不能固表，阳浮于外，故见身热。但内伤发热，时热时止，手心热甚于手背热，与外感发热，热甚不休，手背热甚于手心热者不同。脾主输布津液，气虚下陷不能输布津液上承于口，故口渴，但此种口渴，渴喜热饮，与热盛津伤之渴喜冷饮者不同。气虚下陷，清阳不能上达，故头痛，但内伤头痛，乍痛乍止，不似外感头痛，连痛不休。卫气生于水谷，源于脾胃，脾胃气虚则卫外不固，症见恶寒，但此种恶寒，得暖便解，不似外感恶寒，虽厚取衣烈火不除。脾胃气虚，故懒言恶食，四肢倦怠。《素问·举痛论》说："劳则气耗。"脾胃一虚，肺气先绝，故不耐作劳，动则气喘。脉虽洪大，按之虚软，舌质淡苔薄白，知非外感，乃脾胃气虚，劳倦内伤之征。中气下陷而不举，则为脱肛、子宫脱垂。余如久疟，有因气虚不能托邪外达者，久痢有因脾虚下陷者。脾主统血，气能摄血，脾虚气陷，统摄无权，故便血、崩漏。"中气不足，溲便为之变"，脾气虚弱，清阳下陷，故大便泄泻，小便淋沥不禁。病证虽多，总由气虚下陷所为。

临床见症属脾胃气虚，中气不足，清阳下陷者，均可应用。凡命门火衰，阳气无根，格阴戴阳；或元阳不足，水亏火旺而吐血、衄血；或肝阳上亢，目赤头痛；四肢厥逆，阴虚欲脱等，此属禁忌，不宜使用。

立 方 本 旨

夫脾胃虚者，因饮食劳倦，心火亢甚，而乘其土位，其次肺气受邪，须用黄芪最多，人参、甘草次之。脾胃一虚，肺气先绝，故用黄芪以益皮毛而闭腠理，不令自汗，损其元气。上喘气短，人参以补之。心火乘脾，须炙甘草之甘以泻火热，而补脾胃中元气，若脾胃急痛并大虚，腹中急缩者，宜多用之，经云："急者缓之。"白术苦甘温，除胃中热，利腰脐间血。胃中清气在下，必加升麻、柴胡以引之，引黄芪、甘草甘温之气味上升，能补卫气之散解，而实其表也；又缓带脉之缩急。二味苦平，味之薄者，阴中之阳，引清气上升也。气乱于胸中，为清浊相干，用去白陈皮以理之，又能助阳气上升，以散滞气，助诸甘辛为用，口干嗌①干加干葛。脾胃气虚，不能升浮，为阴火伤其生发之气，荣血大亏，荣气不营，阴火炽盛，是血中伏火日渐煎熬，血气日减，心包与心主血，血减则心无所养，致使心乱而烦，病名曰悗。悗者，心惑而烦闷不安也，故加辛甘微温之剂生阳气，阳生则阴长。或曰：甘温何能生血？曰：仲景之法，血虚以人参补之，阳旺则能生阴血，更以当归和之。少加黄柏以救肾水，能泻阴中之伏火。如烦犹不止，少加生地黄补肾水，水旺而心火自降。如气浮心乱，以朱砂安神丸镇固之则愈。

『注释』

①嗌（yì）：咽喉。

『按语』

本段重点讲述了补中益气汤的适用病证，以及方中黄芪、人参、炙甘草、白术、升麻、柴胡、陈皮、干葛等药物所起作用。重点解释了甘温生血的机制所在。

由于李杲重视脾胃，并强调脾气升发的一面，因而他在治疗上的特点，突出地表现为对脾胃升阳益气药物的运用和处方。即便也有间用苦降的方法，但这仅仅是配合与权宜之计。李氏治疗内伤热中证之法，约有两大端，即甘温除热（或配以苦寒泻火药）和升阳散火。其代表方药，即补中益气汤及其加味法和升阳散火汤等。补中益气汤用黄芪最多，补脾而益肺气；人参、甘草次之，即以甘温益气，同时甘草能泻火热，有"急则缓之"之效。病属燥热，更宜缓其急迫，所以李杲强调："以上三味，除湿热烦热之圣药也。"白术苦甘温，除胃中热。升麻、柴胡，能引胃中清气上行，扭转中气下陷之势；同时能引黄芪、人参、甘草甘温之气上行，补胃气而实皮毛，使卫外固摄，则恶寒自汗可去。陈皮理气和胃，散滞气，有利于诸甘温药的运化和发挥作用。脾胃气虚，则荣气亦不足，加之燥热煎熬，血气亦日减，所以又加当归，甘温药能生阴血，即所谓"阳生阴长"，再加用当归，则更能调和气血。这种方法，又称为补中升阳，能使脾胃之气升发，元气随之充旺，元气旺则阴火消，燥热亦能随之而去，此即所谓"一胜则一负"。这种甘温除热，是治本而除其产生阴火之源者。若其烦热仍不退，则于甘温除热药中，配以苦寒泻火药，如少加黄柏以救肾水，能泻阴中之伏火；若烦扰不止，则少加生地黄补肾水，水旺而心火自降；若气浮心乱，则用朱砂安神丸（朱砂五钱另研水飞为衣，甘草五钱五分，黄连去须净酒洗二钱，当归去芦二钱五分，生地黄一钱五分）镇固之。以上就是甘温除热配以苦寒泻火的道药制方大略。但是必须注意，泻阴火除燥热，配用苦寒之药，只能适可而止。

因为阴火的产生，根本原因在于脾胃虚衰，中气下陷，阳道先虚，所以对于黄柏、地黄等药的运用，李杲均冠以"少加"二字，并明确指出："盖温能除大热，大忌苦寒之药泻胃土耳。"否则，内伤热中证未已，寒中证又起，病情就更复杂了。

朱砂安神丸

朱砂五钱，另研水飞为衣　甘草五钱五分　黄连去须净，酒洗，六钱　当归去芦，二钱五分　生地黄一钱五分

《内经》曰：热淫所胜，治以甘寒，以苦泻之[①]。以黄连之苦寒，去心烦，除湿热为君。以甘草、生地黄之甘寒，泻火补气，滋生阴血为臣。以当归补其血不足。朱砂纳浮溜之火，而安神明也。

上件除朱砂外，四味共为细末，汤浸蒸饼为丸，如黍米大，以朱砂为衣。每服十五丸或二十丸，津唾咽下，食后，或温水、凉水少许送下亦得。此近而奇偶，制之缓也。

『注释』

①热淫所胜，治以甘寒，以苦泻之：《内经》中无此段文字。《素问·至真要大论》云："热淫所胜，平以咸寒，佐以苦甘，以酸收之。"与此不同。此段文字不知所出。

『按语』

本方证是由心火亢盛，灼伤阴血，热扰心神而病。《素问·灵兰秘典论》说："心者，君主之官也，神明出焉。"《素问·六节藏象论》说："心者，生之本，神之处也。"若劳心太过，则心火上炎，灼伤阴血。心火上炎，热扰心神，则心神烦乱；胸居阳位，心热灼伤胸膈，故胸中气乱而热，有似懊侬之状。心之阴血不足，心失所养，神明不安，故惊悸怔忡，失眠多梦。舌为心之苗，舌尖属心，心火内炽，故舌尖红；脉细数，亦为阴血内耗所致。

四时用药加减法

《内经》曰：胃为水谷之海。又云：肠胃为市，无物不包，无物不入，寒热温凉皆有之。其为病也不一，故随时证于补中益气汤中，权立四时加减法于后。

以手扪之而肌表热者，表证也。只服补中益气汤一二服，得微汗则已。非正发汗，乃阴阳气和，自然汗出也。

若更烦乱，如腹中或周身有刺痛，皆血涩不足，加当归身五分或一钱。

如精神短少，加人参五分，五味子二十个。

头痛加蔓荆子三分，痛甚加川芎五分。

顶痛脑痛，加藁本五分，细辛①三分。诸②头痛，并用此四味足矣。

如头痛有痰，沉重懒倦者，乃太阴痰厥头痛，加半夏五分，生姜三分。

耳鸣，目黄，颊颔肿，颈肩臑肘臂外后廉痛，面赤，脉洪大者，以羌活一钱、防风、藁本以上各七分，甘草五分，通其经血；加黄芩、黄连以上各三分消其肿；人参五分，黄芪七分，益元气而泻火邪。另作一服与之。

嗌痛颔肿，脉洪大，面赤者，加黄芩、甘草以上各三分，桔梗七分。

口干咽干者，加葛根五分，升引胃气上行以润之。

如夏月咳嗽者，加五味子二十五个，麦门冬去心五分。

如冬月咳嗽，加不去根节麻黄五分。

如秋凉亦加。

如春③月天温，只加佛耳草、款冬花以上各五分。

若久病痰嗽，肺中伏火，去人参，以防痰嗽增益耳。

食不下，乃胸中胃上有寒，或气涩滞，加青皮、木香以上各三分，陈皮五分。此三味为定法。

如冬月，加益智仁，草豆蔻仁以上各五分。

如夏月，少加黄芩、黄连以上各五分。

如秋月，加槟榔、草豆蔻、白豆蔻、缩砂以上各五分。

如春初犹寒，少加辛热之剂，以补春气之不足，为风药之佐，益智、草豆蔻可也。

心下痞，夯闷者，加芍药、黄连以上各一钱。

如痞腹胀，加枳实、木香、缩砂仁以上各三分，厚朴七分。如天寒，少加干姜或中桂桂心也。

心下痞，觉中寒，加附子、黄连以上各一钱。不能食而心下痞，加生姜、陈皮以上各一钱。能食而心下痞，加黄连五分，枳实三分。脉缓有痰而痞，加半夏、黄连以上各一钱。脉弦，四肢满，便难而心下痞，加黄连五分，柴胡七分，甘草三分。

腹中痛者，加白芍药五分，甘草三分。如恶寒觉冷痛④，加中桂⑤五分。

如夏月腹中痛，不恶寒，不恶热者，加黄芩、甘草以上各五分，芍药一钱，以治时热也。腹痛在寒凉时，加半夏、益智、草豆蔻之类。

如腹中痛，恶寒而脉弦者，是木来克土也，小建中汤主之；盖芍药味酸，于土中泻木为君。如脉沉细，腹中痛，是水来侮土，以理中汤主之；干姜辛热，于土中泻水，以为主也。如脉缓，体重节痛，腹胀自利，米谷不化，是湿胜，以平胃散主之，苍术苦辛温，泻湿为主也。

胁下痛，或胁下缩急，俱加柴胡三分，甚则五分，甘草三分。

脐下痛者，加真熟地黄五分；如不已者，乃大寒也，加肉桂五分。遍阅《内经》中悉言小腹痛皆寒，非伤寒厥阴之证也，乃下焦血结膀胱，仲景以抵当汤并抵当丸主之。

小便遗失，肺金虚也，宜安卧养气，以黄芪人参之类补之。不愈，则是有热也，黄柏、生地黄以上各五分，切禁劳役。如卧而多惊，小便淋溲者，邪在少阳厥阴，宜太阳经所加之药，更添柴胡五分；如淋，加泽泻五分。此下焦风寒合病也。经云，肾肝之病同一治，为俱在下焦，非风药行经则不可，乃受客邪之湿热也，宜升举发散以除之。

大便秘涩，加当归一钱，大黄⑥酒洗煨，五分或一钱。如有不大便者，煎成正药，先用清者一口，调玄明粉五分或一钱，如大便行则止。此病不宜大下之，必变凶证也。

脚膝痿软，行步乏力，或痛，乃肾肝伏热，少加黄柏五分，空心服；不已，更加汉防己五分。脉缓，显沉困怠惰无力者，加苍术、人参、泽泻、白术、茯苓、五味子以上各五分⑦。

如风湿相搏，一身尽痛，以除风湿羌活汤主之。

『 注释 』

①细辛：此前《医方类聚》卷一百引《东垣辨惑》有"若苦头通者，更加正华"九字，《脾胃论·饮食劳倦所伤始为热中论》"细辛三分"作"如苦痛者，加细辛二分，华阴者"。

②诸：原作"谓"，文义不符，乃形近而误，故据《东垣十书》吴门德馨本及《脾胃论·饮食劳倦所伤始为热中论》"细辛三分"作"如苦痛者，加细辛二分，华阴者"改。

③春：原误作"夏"，据《医统》本、《脾胃论·饮食劳倦所伤始为热中论》

及《医方类聚》卷一百引《东垣辨惑》改。

④如恶寒觉冷痛：此条后《脾胃论·饮食劳倦所伤始为热中论》及《医方类聚》卷一百引《东垣辨惑》均有一段文字，如下："恶热喜寒而痛（《脾胃论》'痛'前有'腹'字），于已加白芍药、甘草（《脾胃论》无'甘草'二字）二味中，更加生黄芩一分（《脾胃论》作'三分'）或二分。"此段文字，与"如恶寒觉冷痛"条对看，似脱。

⑤中桂：《脾胃论·饮食劳倦所伤始为热中论》及《医方类聚》卷一百引《东垣辨惑》于此前均有"去皮"二字。

⑥大黄：《脾胃论》及《医方类聚》中均无。

⑦以上各五分：此后《医方类聚》尚有一段文字："已上治热中，使用法度，皆宜诸甘药。若传至寒中，腹胀、膈咽不通，胃脘当心而痛，若依前全用黄芪、人参、甘草诸甘温之类，反为误矣。止合于诸辛温、苦热、苦温药内，兼而用之。若多以甘药为主，不可。然未治，若当调和阴阳血气之际，为必用之药，临证制宜，慎勿误也。"

『按语』

四时之气的升降浮沉对脾胃内伤患者多有一定影响，李氏认为脾胃虚弱，随时为病，故当随病制方。其中，尤其重视长夏季节对脾胃病的影响，制清暑益气汤治疗暑热之邪乘脾胃损伤而发病。如湿热较盛，则立补脾胃泻阴火升阳汤。如脾肾俱寒，治以温通，用沉香温胃丸。如见上热下寒，寒热错杂之证的，治以神圣复气汤。李氏创制"四时用药加减法"，对脾胃病的用药，随着时令的不同，有一套从权加减措施，如按照脾胃不足、所胜妄行、所生受病、所不胜乘之的病情传变，其用药上的主次配伍，在《脾胃论》又有具体叙述。例如，脾胃不足，则以白术为君，人参、黄芪为臣，甘草、芍药、桑白皮为佐，黄连为使；心火亢盛，则以黄连为君，黄柏、生地黄为臣，芍药、石膏、知母、黄芩、甘草为佐；肝木妄行，则以柴胡为君，防风、芍药、肉桂为臣，羌活、独活、藁本、川芎、细辛、蔓荆子、白芷、猪苓、泽泻、黄柏、知母、滑石、石膏为佐，升麻为使；肺金受邪，则以人参为君，橘皮、黄芪为臣，白术、白芍、桂枝、桑白皮、甘草、木香、槟榔、五味子为佐，并用青皮破滞气，桔梗为引用；肾水反来侮土，则以干姜为君，白术、川乌头为臣，苍术、附子、肉桂、茯苓、猪苓为佐，泽泻为使。当然，这些用药，近似于一个常用药的药谱，临时制方，可以从此选择，但须注意，这并不是一个刻板的公式，随时制宜，随证用药，应多方面考虑。总之，应结合时令而处方遣药。

除风湿羌活汤

羌活七分　防风　升麻　柴胡以上各五分　藁本　苍术以上各一钱

上件锉如麻豆大，都作一服，水二盏，煎至一盏，去相，大温服之，空心，食前。

所以然者①，为风药已能胜湿，故另作一服与之。

肩背痛，汗出，小便数而少，风热乘肺，肺气郁甚也，当泻风热则愈，通气防风汤主之。

『注释』

①所以然者：这样的原因。

『按语』

除风湿羌活汤有祛风除湿，通络止痛的功用，主治痿证、风湿热痹、眩晕麻木。对于痿证，《素问·痿论》认为病因是肺热叶焦，表现为五体痿、五脏痿，提出了"治痿独取阳明"的观点，而李东垣所论痿证，是在脾胃虚弱的基础上，又暑热之时候，而致肺热叶焦，虽发病也与肺热叶焦密切相关，但李东垣所论的重点是在脾胃虚弱、阴火湿浊而下注肝肾、上犯于肺的基础上的痿，体现了痿与肝肾也密切相关。说明病理的关键是在中焦脾胃，脾胃虚弱失枢，湿浊阴火内生，上致肺气热、下劫肝肾，若遇暑热、湿热之时气，则更伤肺与肝肾之气，使肺热加重、肝肾更枯而痿证发作，因此治疗也是以治脾胃为重点。

通气防风汤

防风　羌活　陈皮　人参　甘草以上各五分　藁本　青皮以上各三分　白豆蔻黄柏以上各二分　升麻　柴胡　黄芪以上各一钱

上㕮咀，都作一服，水二盏，煎至一盏，去相，温服，食后。

如面白脱色①，气短者，不可服。

肩背痛不可回顾者，此手太阳气郁而不行，以风药散之。脊痛项强，腰似折②，项似拔③，此足太阳经不通行，以羌活胜湿汤主之。

『注释』

①面白脱色：面色苍白。

②似折：像折断。
③似拔：像抽起。

『按语』

《脉经》说："风寒汗出，肩背痛，中风，小便数而欠者，风热乘其肺，使肺气郁甚也。"可见外邪易郁于下焦膀胱与上焦肺，而化热。根本原因是脾胃失枢，升不达肺、降不归肾，膀胱与肺本身就有气郁，更有外感之邪，则易侵之，造成肺经风热，因病机主要表现是肺经风热为主，因此治疗以宣泄肺经的风热，解肌表而利膀胱为主，佐以补中益气，用通气防风汤主治，通气者从中焦上达宣通肺气，下达开利膀胱也。因本方辛散之性较重，肺气郁盛而感风寒的患者可以服用，如果肺气不郁而虚、面色苍白、呼吸气短的人，虽感风寒亦不可服，以免重伤肺气。故此方重在宣通其气，肺气有郁而不宣者用之，若肺气不郁而虚者不可用之。

羌活胜湿汤

羌活 独活以上各一钱 藁本 防风 甘草炙 川芎以上各五分 蔓荆子三分
上㕮咀，都作一服，水二盏，煎至一盏，去粗，大温服，空心食前①。
如身重，腰沉沉然，经中有寒湿也②，加酒洗汉防己五分，轻者附子五分，重者川乌五分。

『注释』

①空心食前：《脾胃论·分经随病制方》作"食后"。
②经中有寒湿也：《脾胃论·分经随病制方》作"乃经中有湿热也"，续后并有"更加黄柏一钱，附子半钱，苍术二钱。如腿脚沉重无力者"二十二字。

『按语』

本方证属风湿袭于肌表所致。治宜祛风湿立法，使风湿之邪从表而解。太阳主一身之表，《灵枢·经脉》说："膀胱足太阳之脉……从巅入络脑，还出别下项……夹脊，抵腰中。"或因胃寒晓行，感受雾露之湿，或因远行汗出，淋受凉雨，风湿之邪从外而受，着于太阳经脉，经气不利，营卫受阻，以致头身疼痛，腰脊疼痛，甚则肩背痛不可回顾，难以转侧；风湿在表，邪正相争，故恶寒微热；苔白脉浮，均为风湿在表之征。

升阳顺气汤

治因饮食不节，劳役所伤，腹胁满闷，短气。遇春则口淡无味，遇夏虽热，犹有恶寒，饥则常如饱，不喜食冷物。

黄芪一两　半夏三钱，汤洗七次　草豆蔻二钱　神曲一钱五分，炒　升麻　柴胡　当归身　陈皮以上各一钱　甘草炙　黄柏以上各五分　人参去芦，三分①

脾胃不足之证，须用升麻、柴胡苦平，味之薄者，阴中之阳，引脾胃中清气行于阳道及诸经，生发阴阳之气，以滋春气之和也；又引黄芪、人参、甘草甘温之气味上行，充实腠理，使阳气得卫外而为固也。凡治脾胃之药，多以升阳补气名之者此也。

上件㕮咀，每服三钱，水二盏，生姜三片，煎至一盏，去粗，温服，食前。

『注释』

①分：《医方类聚》卷一百引《东垣辨惑》作"钱"。

升阳补气汤

治饮食不时，饥饱劳役，胃气不足，脾气下溜，气短无力，不能①寒热，早饭后转增昏闷，须要眠睡，怠惰，四肢不收，懒倦动作，及五心烦热。

厚朴姜制，五分　升麻　羌活　白芍药　独活　防风　甘草炙　泽泻以上各一钱　生地黄一钱五分　柴胡二钱五分

上件为粗末，每服五钱，水二盏，生姜三片，枣二枚，煎至一盏，去粗，大温服，食前。

如腹胀及窄狭，加厚朴。

如腹中似硬，加砂仁三分。

『注释』

①能：同"耐"，耐受。

暑伤胃气论

《刺志论》云："气虚身热，得之伤暑"。热伤气故也。《痿论》云："有所远行劳倦，逢大热而渴，渴则阳气内伐，内伐则热舍于肾，肾者水脏也，今水不能胜火，则骨枯而髓虚，足不任身，发为骨痿。故《下经》①曰：骨痿者，生于大热也。"此湿热成痿，令人骨乏无力，故治痿独取阳明②。

时当长夏，湿热大胜，蒸蒸而炽③。人感之多四肢困倦，精神短少，懒于动作，胸满气促，肢节沉痛；或气高而喘，身热而烦，心下膨痞，小便黄而少④，大便溏而频，或痢出黄糜，或如泔色⑤；或渴或不渴，不思饮食，自汗体重；或汗少者，血先病而气不病也。其脉中得洪缓，若湿气相搏，必加之以迟，迟病虽互换少差⑥，其天暑湿令则一也。宜以清燥之剂治之，名之曰清暑益气汤主之。

『注释』

①《下经》：上古的医经名（见《素问·痿论》王冰注）。

②独取阳明：阳明是水谷气血之海，冲脉也是十二经气血之海，阳明与冲脉皆会于宗筋，主润宗筋、束骨节而利机关，而阳明为后天化生气血之源，故阳明为十二经之长，所以阳明虚，则宗筋失润而纵弛成痿，故治痿独取阳明。

③炽：热盛像火烤一样。

④少：《脾胃论·长夏湿热胃困尤甚用清暑益气汤论》作"数"。

⑤泔色：淘米汁的色。

⑥互换少差：症状的转变少有差异。

『按语』

暑伤胃气，治以清暑益气方法，主用清暑益气汤。此方以补中升阳为主，兼以泻火坚阴。配伍苍术、白术、泽泻等，上下分消其湿；神曲，青皮，消食快气。益以麦冬、五味子合人参，成为生脉散，保肺清金，清暑以养气阴。

清暑益气汤

黄芪汗少者减五分　苍术泔浸①去皮，以上各一钱五分　升麻一钱　人参去芦　白术橘皮　神曲炒　泽泻以上各五分　甘草炙　黄柏酒浸　当归身　麦门冬去心　青皮去白　葛根以上各三分　五味子九个

《内经》云:"阳气者,卫外而为固也","炅②则气泄。"今暑邪干③卫,故身热自汗。以黄芪、人参、甘草补中益气为君;甘草、橘皮、当归身甘辛微温养胃气,和血脉为臣。苍术、白术、泽泻渗利除湿。升麻、葛根苦甘平,善解肌热,又以风胜湿也。湿胜则湿不消而作痞满,故炒曲④甘辛,青皮辛温,消食快气⑤。肾恶燥,急食辛以润之,故以黄柏苦辛寒,借甘味泻热补水虚者,滋其化源⑥。以五味子、麦门冬酸甘微寒,救天暑之伤庚金为佐也。

上㕮咀,作一服,水二盏,煎至一盏,去柤,稍热服,食远。

此病皆因饮食失节,劳倦所伤,日渐因循,损其脾胃,乘⑦暑天而作病也。

如汗大泄者,津脱也,急止之。加五味子十枚,炒黄柏五分,知母三分。此按而收之也。

如湿热乘其肾肝,行步不正,脚膝痿弱,两脚攲⑧侧,已中痿邪,加酒洗黄柏、知母以上各五分,令两足涌出气力矣。

如大便涩滞,隔一二日不见者,致食少,乃血中伏火而不得润也。加当归身、生地黄以上各五分,桃仁泥、麻仁泥以上各一钱,以润之。

夫脾胃虚弱之人,遇六七月霖雨,诸物皆润,人汗沾衣,身重短气,更逢湿旺,助热为邪,西北二方寒清绝矣,人重感之,则骨乏无力,其形如梦寐间,朦朦如烟雾中,不知身所有也。圣人立法,夏月宜补者,补天真元气,非补热火也,夏食寒者是也。故以人参之甘补气,麦门冬苦寒,泻热补水之源,五味子之酸,清肃燥金,名曰生脉散。孙真人云:五月常服五味子以补五脏之气,亦此意也。

『 注释 』

①泔浸:淘米水漂浸。

②炅:天热。

③干:侵犯。

④炒曲:即炒六曲。

⑤快气:利气。

⑥化源:生化的泉源。

⑦乘:当。

⑧攲(qī 其):倾斜。

『 按语 』

本方证是由平素气虚,复感暑湿所致。夏季暑热伤人,热邪蒸腾,逼迫津液外泄，故身热头痛，口渴；气虚则表不固，故自汗；暑多夹湿，暑湿阻于里，伤及脾胃，运化失职，故见胸满身重，不思饮食，大便溏薄，舌苔腻；湿热下注膀胱，则见小便短赤；平素气虚又因"热伤气"，故四肢困倦，脉来虚弱。

本方从各药配伍来看，既能益气生津，健脾消食，又能燥湿泻热，解肌散邪，合为扶正祛邪之剂。

参术调中汤

泻热补气，止嗽定喘，和脾胃，进饮食。

白术五分　黄芪四分　桑白皮　甘草炙　人参以上各三分　麦门冬去心　青皮去白　陈皮去白　地骨皮　白茯苓以上各二分　五味子二十个

《内经》云："火位之主，其泻以甘。"以黄芪甘温，泻热补气；桑白皮苦微寒，泻肺火定喘，故以为君。"肺欲收，急食酸以收之。"以五味子之酸，收耗散之气，止咳嗽。脾胃不足，以甘补之，故用白术、人参、炙甘草，苦甘温补脾缓中为臣。地骨皮苦微寒，善解肌热；茯苓甘平降肺火；麦门冬甘微寒，保肺气为佐。青皮、陈皮去白，苦辛温散胸中滞气为使也。

上件㕮咀如麻豆大，都作一服，水二盏，煎至一盏，去粗，大温服，早饭后。忌多语言劳役。

升阳散火汤

治男子妇人四肢发困热，肌热，筋骨间热，表热如火燎①于肌肤，扪之烙②手。夫四肢属脾，脾者土也，热伏地中，此病多因血虚而得之也。又有胃虚过食冷物，郁遏阳气于脾土之中，并宜服之。

升麻　葛根　独活　羌活　白芍药　人参以上各五钱　甘草炙　柴胡以上各三钱③　防风二钱五分　甘草生，二钱

上件㕮咀如麻豆大，每服秤五钱，水二盏，煎至一盏，去粗，大温服，无时，忌寒凉之物④。

『注释』

①燎：火烧。

②烙：烧灼。

③三钱：《脾胃论·长夏湿热胃困尤甚用清暑益气汤论》作"柴胡八钱"。

④忌寒凉之物：此后《脾胃论·长夏湿热胃困尤甚用清暑益气汤论》有"及冷水月余"五字。

『按语』

本方所治证是因饮食伤胃，劳倦伤脾，导致阳气下陷，血虚发热。治宜补益脾胃阳气，升阳举陷，发散火郁。《脾胃论·调理脾胃治验》云："升阳散火汤治男子、妇人四肢发热，肌热，筋痹热，骨髓中热，发困，热如燎，扪之烙手，此病多因血虚而得之，或胃虚过食冷物，抑遏阳气于脾土，火郁则发之。"

由于脾主肌肉四肢，脾胃气虚，血虚阳浮，阴不维阳，故出现男子、妇人四肢发热，肌热，筋骨间热，骨髓中热，发困，热如火燎，扪之烙手，烦渴喜热饮。此种烦渴，每每时烦时止，渴喜热饮；面红目赤，亦是虚火上冲则症状明显，虚火下降则症状减轻，脉洪大而虚，重按无力，则是劳倦以致血虚发热的辨证关键。

当归补血汤

治肌热，燥热，困渴引饮，目赤面红，昼夜不息。其脉洪大而虚，重按全无。《内经》曰："脉虚血虚。"又云①，血虚发热，证象白虎，惟脉不长实有辨耳，误服白虎汤必死。此病得之于饥困劳役。

黄芪一两　当归酒洗，二钱

上件㕮咀，都作一服，水二盏，煎至一盏，去柤，温服，空心食前。

『注释』

①又云：此出"又云"非接上《内经》所言。此种文例本书见于多处，读者当明辨之。

『按语』

李东垣说："此病得之于饥困劳役。"劳倦内伤，元气不足，则阴血亦亏。阳气根于阴血之中，为阴血所载，阴血亏耗，则阳无所附，虚阳浮越于外，故肌热面红，烦渴欲饮。此种烦渴，每每时烦时止，渴喜热饮；目赤面红，亦是虚火上冲则症显，虚火下降则症平。脉洪大而虚，重按无力，则是劳倦以致血虚发热的辨证关键。本方证表现的征象，颇近似白虎汤证之脉洪大，渴思饮，发热，面赤，心烦。如李东垣所说："血虚发热，证象白虎。"但仔细诊察，又与白虎汤证有严格区别。白虎汤证脉洪大而实满，大渴而喜冷饮，身大热而大汗出，所谓白虎汤证是由外邪所致的阳明热盛津伤之候，其病属实；至于当归补血汤证，是由内伤导致的气弱血虚之候，其病属虚。脉虽洪大而虚软，口渴而喜温饮，身虽热而温不甚高，无大汗出。因此，使用本方时，对发热辨证必须分清阳明热盛和气弱血虚，阳浮外越两方面。若是辨证不明，用方不仅无效，相反有"虚虚""实实"之弊。《医方考》对此证说："血实则身凉，血虚则身热。或以饥困劳役，虚其阴血，则阳独治，故令肌热、目赤、面红、烦渴引饮。此证像伤寒白虎汤之证，但脉大而虚，非大而长，为可辨尔。《内经》所谓脉虚血虚是也。当归味厚，为阴中之阴，故能养血；而黄芪则味甘补气者也，今黄芪多于当归数倍，而曰补血汤者，有形之血不能自生，生于无形之气故也。《内经》曰：'阳生阴长'，是之谓尔！"妇女月经过多、崩漏、产后，均可引起大出血，血虚则气无所依，阳气亦欲散亡，虚阳浮越于外，故见发热。至于疮疡久溃难愈，亦有血虚气弱之故。

朱砂凉膈丸

治上焦虚热，肺脘咽膈有气，如烟抢上。

黄连 山栀子以上各一两 人参 茯苓以上各五钱 朱砂三钱，别研 脑子五分，别研

上为细末，研匀，炼蜜为丸，如梧桐子大，朱砂为衣，熟水送下五七丸，日进三服，食后。

黄连清膈丸

治心肺间有热，及经中热。

麦门冬去心，一两 黄连去须，五钱 鼠尾黄芩净刮，三钱

上为细末，炼蜜为丸，如绿豆大，每服三十丸，温水送下，食后。

门冬清肺饮

治脾胃虚弱，气促气弱，精神短少，衄①血吐血。

紫苑茸②一钱五分 黄芪 白芍药 甘草以上各一钱 人参去芦 麦门冬以上各五分 当归身三分 五味子三个

上㕮咀，分作二服，每服水二盏，煎至一盏，去相，温服，食后。

《局方》中大阿胶丸亦宜用。

『注释』

①衄：鼻子出血。
②紫苑茸：乃药物之俗名，即菊科的紫菀。

『按语』

本方证是由脾胃虚弱，气虚统摄无权所致的血溢证。脾统血，脾胃虚弱，气虚失于统摄，则血液外溢，故衄血、吐血；脾气本已虚弱，加之反复出血，气随血去，气血亏虚，心失所养，故心悸气短；气血亏虚，不能上荣于面，故面色苍白；脾胃虚弱，不能运化水谷精微布散周身，故神疲乏力；舌淡，脉细弱，均为脾胃虚弱，气虚血亏之象。吴昆《医方考》说："夫面色痿白，则望而之知其气虚矣；言语轻微，则闻之而知其气虚矣；四肢无力，则问之而知其气虚矣；脉来虚弱，则切之而知其气虚矣。如是则宜补气。"

人参清镇丸

治热止嗽，消痰定喘。

柴胡　人参以上各一两五钱　生黄芩　半夏　甘草炙以上各七钱五分　青黛六钱天门冬去心，三钱　陈皮去白　五味子去核，二钱

上件为细末，水糊为丸，如梧桐子大，每服三十丸至五十丸，温白汤送下，食后。

《局方》中人参清肺汤亦宜用。

皂角化痰丸

治劳风①，心脾壅滞，痰涎盛多，喉中不利，涕唾稠粘，嗌②塞吐逆，不思饮食，或时昏愦③。

皂角木白皮酥炙　白附子炮　半夏汤洗七次　天南星炮　白矾枯　赤茯苓去皮人参以上各一两　枳壳炒，二两

上为细末，生姜汁面糊为丸，如梧桐子大，每服三十丸，温水送下，食后。

『注释』

①劳风：病证名。首见于《素问·评热病论》。因劳力伤风所致。症见咳嗽，

唾痰黄稠，如涕如脓等。

②嗌（yì义）：咽喉。

③愦：昏乱，糊涂。

白术和胃丸

治病久厌厌①不能食，而脏腑或结或溏，此胃气虚弱也。常服则和中理气，消痰去湿，和脾胃，进饮食。

白术一两二钱　半夏汤洗七次　厚朴姜制，以上各一两　陈皮去白，八钱　人参七钱　甘草炙，三钱　枳实麸炒　槟榔以上各二钱五分　木香一钱

上件为细末，生姜汁浸蒸饼为丸，如梧桐子大，每服三十丸，温水送下，食远。

『注释』

①厌厌：同"恹恹"。微弱貌，精神不振貌。如《世说新语·品藻》："曹恹，李志虽见在，厌厌如九泉下人。"

肺之脾胃虚方

脾胃虚则怠惰①嗜卧，四肢不收，时值秋②燥令③行，湿热少退，体重节痛，口干④舌干，饮食无味，大便不调，小便频数⑤，不欲食，食不消；兼见肺病，洒淅⑥恶寒，惨惨不乐，面色恶⑦而不和，乃阳气不伸⑧故也。当升阳益气，名之曰升阳益胃汤。

『注释』

①怠惰：疲乏懒动。

②秋：原误作"冬"，据《东垣十书》吴门德馨本及《医统》本改。

③燥令：秋季时令，表现为气候干燥。

④干：《脾胃论》作"苦"。

⑤频数：频繁。

⑥洒淅：怕冷战栗之状。

⑦面色恶：面色不佳。

⑧阳气不伸：肺气郁滞而阳气不展。

『按语』

"肺之脾胃虚"，是脾胃损，阳气不升，不能营养肺气的一种病变，习惯上称为"土不生金"，《内经》云："脾气散精，上归于肺。"说明脾与肺在生理上有密切联系，当脾胃虚损时，肺气也就不足。李氏指出："脾胃虚，则肺最受病。"临证除见"怠惰嗜卧，四肢不收"等脾胃虚的症状外，还见"洒淅恶寒，惨惨不乐，面色恶而不和"等肺气虚的症状，并把这些症状概括为"阳气不伸"，在治疗上则创制了升阳益胃汤，以补脾胃而升清阳。

"脾胃一虚，肺气先绝"。这是"母令子虚"的观点。脾胃病导致肺气虚弱：一因脾精不能上滋于肺，即"土不生金"；一因胃虚阴火上乘以灼肺。二者都能导致"肺之脾胃虚"，即脾胃虚，肺绝生化的源泉而肺亦虚。李杲所论肺之脾胃虚是兼二者病机而言。因为脾虚不能充分输精上归于肺，肺气不足，则下焦阴火乘胃，胃火偏旺，反而上灼肺阴。这种相互影响而发生病变的根源，在于脾虚不能输精归肺。如果脾气正常，输精于肺，那么阴火受制不至于上凌；胃中没有阴火的干扰，则肺气清肃，便不会有肺之脾胃虚证的发生。李杲制升阳益胃汤，意在升脾阳而益胃气。李杲认为，肺之脾胃虚，又兼秋燥的节气，湿热初退而未清，脾胃虚弱，"所生"受病。因此肺卫不足以抗御外邪，表现为皮肤不任风寒而生寒热和上述各症。

上述"脾胃一虚，肺气先绝"，是用"生克制化"原理说明脾胃与肺的"相生"关系。"绝"是断绝"生化之源"的意思。"脾气散精，上归于肺"为"土生金"的理论根据。如果脾胃本身已虚，胃纳脾运的机能减弱，首先断绝了肺输精气的源泉。"肺合皮毛"，主卫气运行于脉外而护肌表。所谓："淫精于脉，脉气流经，经气归于肺；肺朝百脉，输精于皮毛；毛脉合精，行气于腑。"倘若"升发之气不行"，肺绝生化的源泉，卫气的抗御机能衰退而"所生"受病。这就表明精气不输于脾，不归于肺，患者饮入于胃，顿觉至脐下，欲小便。津液不上输，阴火反上攻，所以口燥咽干。李杲还认为肺金受邪，由脾胃虚弱不能生肺，咳嗽、气短、气上，皮肤不任风寒，精神少而渴，情惨惨而不乐，皆阳气不足、阴气有余，是体有余而用不足，亦属"所生"受病。对此，必须泻有余而补不足。李杲在"肺之脾胃虚方"内，除升阳益胃汤为脾胃虚而导致肺病的治疗方剂外，制有双和散（白芍药二两五钱，黄芪、熟地黄、川芎、当归各一两，炙甘草、肉桂各七钱五分，研末，每服四钱，生姜三片，大枣二枚，水煎，去渣，温服），治虚劳少气；制有宽中进食丸治大病之后虚劳气乏者，以此调治，不寒不热，温而有补。以上这些论述和方药，都是为了阐明脾胃与肺的辨证关系。

升阳益胃汤

黄芪二两　半夏洗，此一味脉涩者用　人参去芦　甘草炙，以上各一两　独活　防风以秋旺，故以辛温泻之　白芍药何故秋旺用人参白术芍药之类反①补肺，为脾胃虚则肺最受邪，故因时而补，易为力也　羌活以上各五钱　橘皮四钱　茯苓小便利不渴者勿用　柴胡　泽泻不淋勿用　白术以上各三钱　黄连一钱

上㕮咀，每服秤三钱，水三盏，生姜五片，枣二枚，煎至一盏，去粗，温服，早饭后。或加至五钱。

服药后如小便罢而病加增剧，是不宜利小便，当少去茯苓、泽泻。

若喜食，一二日不可饱食，恐胃再伤，以药力尚少，胃气不得转运升发②也，须薄味之食或美食助其药力，益升浮之气而滋其胃气，慎③不可淡食以损药力，而助邪气之降沉也。

可以小役④形体，使胃与药得转运升发；慎勿太劳役，使气复伤，若脾胃得安静尤佳⑤。若胃气稍强，少食果以助谷药之力。经云⑥："五谷⑦为养，五果⑧为助"者也。

『注释』

①反：原误作"及"，形近而误，据《东垣十书》吴门德馨本及《脾胃论·肺之脾胃虚方》改。

②转运升发：消化吸收，是脾气的升清作用，也是脾胃为枢在肠胃的体现。

③慎：禁戒。

④小役：轻微的体力活动。

⑤尤佳：更好。

⑥经云：见于《素问·脏气法时论》。

⑦五谷：麻、黍、稷、麦、豆。也概指各种饮食物。

⑧五果：桃、李、杏、栗、枣，概指各种果实。

『按语』

本方证李东垣诊断为脾胃阳气不伸，不能顾护肺卫。所创立的"升阳益胃汤"

方剂中，以升阳为主，虽名为益胃，其实升阳益脾，体现了"脾胃一虚，肺气先绝生化之源"的思路。因为病之本在脾，病之标在肺。脾胃气虚，肺易受病，所以在秋旺时补肺更易生效。

李杲在升阳益胃汤下自注："何故秋旺用人参、白术、芍药之类反补肺?为脾胃虚，则肺最受邪，故因时而补，易为力也。"明显地指出本方证病之本在脾，病之标在肺。为什么当秋旺时，反用人参、白术、芍药之类补肺?因为脾胃虚，肺易受病，所以在秋季肺气当旺而不旺时补肺为宜。升阳益胃汤中固然人参甘温补益肺气，但白术甘苦温，运脾燥湿，芍药酸苦微寒，则是制肝和脾之药，怎么说是补肺呢?要知肝得制、脾得和而肺气复，脾得健运而肺气生，这是李杲论术、芍助参补肺作用的理论依据。当然，解释为人参、黄芪、炙甘草之甘温补肺更为恰当。

双　和　散

补血益气，治虚劳少力。

白芍药二两五钱　黄芪　熟地黄　川芎　当归以上各一两　甘草炙　官桂以上各七钱五分　上为粗末，每服四钱，水一盏半，生姜三片，枣二枚，煎至七分，去粗，温服。

大病之后，虚劳气乏者，以此调治，不热不冷，温而有补。

宽中进食丸

滋形气，喜饮食。

大麦蘖一两　半夏　猪苓去黑皮，以上各七钱　草豆蔻仁　神曲炒，以上各五钱　枳实麸炒，四钱　橘皮　白术　白茯苓　泽泻以上各二钱　缩砂仁一钱五分　干生姜　甘草炙　人参　青皮以上各一钱　木香五分

上为细末，汤浸蒸饼为丸，如梧桐子大，每服三十丸，温米饮送下，食后。

厚朴温中汤

治脾胃虚寒，心腹胀满，及秋冬客①寒犯胃，时作疼痛。

厚朴姜制　橘皮去白，以上各一两　甘草炙　草豆蔻仁　茯苓去皮　木香以上各五钱　干姜七分

戊火已衰，不能运化，又加客寒，聚为满痛，散为辛热，佐以苦甘，以淡泄之，气温胃和，痛自止矣。

上为粗散，每服五钱匕，水二盏，生姜三片，煎至一盏，去粗，温服，食前。忌一切冷物。

『注释』

①客：感受。

『按语』

　　脾主运化，喜燥恶湿，若受寒湿之气或过食生冷、油腻之物，均能导致寒湿困脾胃，寒湿阻于中，气机不畅，故脘腹胀满或疼痛；寒湿中阻，脾失健运，故不思饮食；脾主四肢，主肌肉，寒湿郁于脾，则四肢倦怠。苔白厚腻，脉缓，亦为寒湿困脾之象。

　　在临床上，脘腹胀满疼痛，有寒热虚实的不同，湿食气血虫积之异，然以本方主治脾胃寒湿气滞为多见，如《灵枢·胀论》说："寒气逆上，真邪相攻，两气相搏，乃合为胀也。"《素问·阴阳应象大论》说："寒气生浊……浊气在上，则生膜胀。"以腹胀痛喜按，得热轻减，泛吐清水，大便溏泄，舌苔白腻，脉缓为辨证要点。

肾之脾胃虚方

沉香温胃丸

　　治中焦气弱，脾胃受寒，饮食不美，气不调和。脏腑积冷，心腹疼痛，大便滑泄，腹中雷鸣，霍乱吐泻，手足厥逆，便利无度。又治下焦阳虚，脐腹冷痛，及疗伤寒阴湿，形气沉困，自汗。

　　附子炮，去皮脐　巴戟酒浸，去心　干姜炮　茴香炮，以上各一两　官桂七钱　沉香　甘草炙　当归　吴茱萸洗，炒去苦　人参　白术　白芍药　白茯苓去皮　良姜　木香以上各五钱　丁香三钱　上为细末，用好醋打面糊为丸，如梧桐子大，每服五七十丸，热米饮送下，空心，食前，日进三服，忌一切生冷物。

　　凡脾胃之证，调治差误，或妄下之，末①传寒中，复遇时寒，则四肢厥逆，而心胃绞痛，冷汗出。《举痛论》云："寒气客于五脏，厥逆上泄，阴气竭，阳气未入，故卒然痛死不知人，气复则生矣。"夫六气之胜，皆能为病，惟寒毒最重，阴主杀故也。圣人以辛热散之，复其阳气，故曰寒邪客之，得炅则痛立止，此之谓也。

『注释』

①末：原误作"未"，据《东垣十书》吴门德馨本改。

『按语』

　　"肾之脾胃虚"，则是脾胃虚损，失治误治，以致肾阳虚寒的一种变证，是脾胃虚影响及肾。脾胃升降之机，下行极于肾。肾虚的病机，是由脾胃积寒，下迫于肾，引起肾阳衰困而致病。因为脾胃虚损，元气不足，阴火上炽，多有烦热口渴的"热中"证，医者易误认为实火而用苦寒泻下，结果更损脾胃之气及元气，造成阴寒内盛，李杲称此为"寒水来复火土之仇"。并指出证可见"上热如火，下寒如冰"的现象，如头作阵痛、目中流火、视物昏花、耳聋耳鸣、小便频数、大便滑泄、肠鸣腹痛、阴冷汗出等。对于这种病变宜采用温肾回阳的方法，故李氏特制沉香温胃丸等以治之。李杲所论认为，中焦气弱，脏腑积冷，影响下焦阳虚。此论中焦积寒入侵于肾，迫致肾阳衰惫，阴霾四起，心腹冷痛，腹中雷鸣，上吐下泻，手足逆冷，泻利无度，并且脐下小腹冷痛，沉困自汗，肾中阴寒积盛。这种积盛的阴寒来自中焦脾胃。李杲制沉香温胃丸，实即温散脾胃积寒，直达肾经以收复肾中的元阳。说明脾胃积寒太甚，肾中元阳必受其逼，孤阳衰微，所以用姜、附、萸、桂、丁、茴一类辛热收回肾中的元阳，佐白芍药以敛阴，使阳气回复，冷痛立止。即《内经》"寒淫于内，治以甘热，佐以苦辛"之义。心、肝、肺、肾四脏为病，李杲认为皆从脾胃而生。脾胃一虚，营卫失调，四脏无所受气，病邪容易侵害。

神圣复气汤

　　治复气乘冬，足太阳寒水、足少阴肾水之旺①。子能令母实，手太阴肺实，反来侮土，火木受邪。腰背胸膈闭塞，疼痛，善嚏，口中涎，目中泣，鼻流浊涕不止，或息肉不闻香臭，咳嗽痰沫。上热如火，下寒如冰。头作阵痛，目中流火，视物晄晄，耳鸣耳聋。头并口鼻或恶风寒，喜日阳，夜卧不安，常觉痰塞，膈咽不通，口失味，两胁缩急而痛。牙齿动摇，不能嚼物。阴汗出，前阴冷。行步欹侧，起居艰难，掌中热②，风痹麻木。小便数而昼多夜频，而欠，气短喘喝③，少气不足以息，卒遗矢无度。妇人白带，阴户中大痛，牵心而痛④，黧黑失色。男子控睾牵心腹，阴阳而痛，面如赭色。食少，大⑤便不调，心烦霍乱，逆气里急而腹痛，皮色白，后出余气，复⑥不能努，或肠鸣，膝下筋急，肩胛大痛。此寒水来复，火土之仇也。

干姜炮为末，一钱三分　柴胡锉如豆大　羌活锉，以上各一钱　甘草锉　藁本以上各八分　升麻锉　半夏汤洗，以上各七分　当归身酒浸锉，六分　防风锉如豆大　郁李仁汤浸去皮，研如泥，入药同煎　人参以上各五分　附子炮，去皮脐，二分　白葵花五朵，去心，细剪入

上件药都作一服，水五盏，煎至二盏，入草豆蔻面裹烧，面熟去皮干　黄芪以上各一钱　橘皮五分

在内，再煎至一盏，再入下项药

枳壳五分　黄柏酒浸　黄连酒洗，以上各三分　生地黄汤洗，二分

以上四味，预一日另用新水浸，又以

川芎细末　蔓荆子以上各三分　华细辛二分

预一日，用新水半大盏，分作二处浸此三味，并黄柏等煎正药，作一大盏，不去柤，入此浸者药，再上火煎至一大盏，去柤，稍热服，空心。

又能治啮⑦颊、啮唇、啮舌，舌根强硬等证，如神。宜食羊肉及厚滋味。大抵肾并膀胱经中有寒，元气不足者，皆宜服之，神验。于月生月满时隔三五日一服，如病急，不拘时分服。

治法已试验者⑧，学者当以意求其的，触类而长之，则不可胜用矣。予病脾胃久衰，视听半失，此阴盛⑨乘阳，而上气短，精神不足，且脉弦，皆阳气衰弱，伏匿于阴中故耳。癸卯岁六七月间，霖雨阴寒，逾月不止，时人多病泻痢，乃湿多成五泄故也。一日，体重肢节疼痛，大便泄并下者三，而小便闭塞，默思⑩《内经》有云："在下者，引而竭之，"是先利小便也。又治诸泻而小便不利者，先分利之。又云：治湿不利小便，非其治也。法当利其小便，必用淡渗之剂以利之，是其法也。噫！圣人之法，虽布在方策，其不尽者，可以意求。今客邪寒湿之胜，自外入里而甚暴，若以淡渗之剂利之，病虽即已，是降之又降，复益其阴而重竭其阳也，则阳气愈削，而精神愈短矣，阴重强而阳重衰也。兹以升阳之药，是为宜耳。羌活、独活、柴胡⑪、升麻各一钱，防风半钱，炙甘草半钱。同㕮咀，水四盏，煎至一盏，去柤，热服，一服乃愈。大法云：寒湿之胜，助风以平之。又曰：下者举之。此得阳气升腾故愈，是因曲而为之直也。夫圣人之法，可以类推，举一则可以知百矣。

『注释』

①之旺：原无，据《脾胃论·脾胃损在调饮食适寒温》本方主治补。

②热：《脾胃论·脾胃损在调饮食适寒温》作"寒"。

③喘喝（hè 贺）：证名。气喘时发出吼呵声响。《素问·生气通天论》曰："烦则喘喝。"王冰注："喝，谓大呵出声也。"《灵枢·杂病》："喘息喝喝然。"此证可见于实喘及虚喘。

④牵心而痛：此下《脾胃论·脾胃损在调饮食适寒温》有"黧黑失色，男子控睾牵心腹，阴阳而痛"十五字。疑脱。

⑤大：此后《脾胃论》有"小"字。

⑥复：《脾胃论》《兰室秘藏·胃脘痛门》俱作"腹"。

⑦啮：原误作"齿"，据《灵枢·口问》改。

⑧治法已试验者：本段文字无标题，且内容与上文无涉，《脾胃论》此段文字列入"调理脾胃治验·治法用药若不明升降浮沉差互反损论"之下。可参。

⑨盛：原无，据《脾胃论》及上下文义补。

⑩默思：《脾胃论》无此二字，而作"思其治法，按《素问·标本病传论》，大小便不利，无问标本，先利大小便"。

⑪柴胡：《脾胃论》有"柴胡"。

『按语』

神圣复气汤主治证病因是暑往寒来的"复气"，乘冬令肾、膀胱的寒水旺气，子能令母实，肺金气实反来欺侮脾土，心火和肝木均受邪气的影响，以致气、血、痰、火、湿、浊诸郁产生，虚中夹实。

五行学说把由于太过或不及而引起的对"己所胜"的过度克制称为"胜气"，而这种"胜气"在五行系统内必然招致一种相反的力量（报复之气），将其压抑下去，这种能报复"胜气"之气，称为"复气"，总称"胜复之气"，《素问·至真要大论》说："有胜之气，其必来复也。"这是五行结构系统本身作为系统整体对于太过或不及的自行调节机制，旨在使之恢复正常生克制化调节状态，"胜复"的调节规律是：先有胜，后必有复，以报其胜。"胜气"重，"复气"也重；"胜气"轻，"复气"也轻。故《素问·至真要大论》曰："有重则复，无胜则否。"《素问·五常政大论》进一步说："微者复微，甚者复甚。"这是五行运动的法则。

肾、膀胱的寒水旺气，子能令母实，肺金气实反来欺侮脾土，心火和肝木均受邪气的影响，出现腰背和胸膈闭塞，气阻胸部疼痛，时而出长气才能缓解胸中的郁闷，口中流涎，眼中流泪，鼻流浊涕不止，或鼻生息肉妨碍呼吸，不闻香臭，咳嗽吐痰沫。上焦热盛，则出现头阵痛，目中冒火花，视物昏花，耳鸣、耳聋，恶风寒，喜晒太阳，夜卧不安，常觉痰涎滞塞，胸膈咽喉不通畅，口淡无味，两胁缩急作痛。下焦虚寒，则出现牙齿动摇不能嚼物，阴汗，前阴冰冷，行步艰难倾斜欲倒，手掌心冰凉，风痹麻木，小便数而昼多，夜尿频而量少，气短喘息，少气不足以息，猝然大小便失禁。妇人白带，阴道痉挛疼痛，牵心而痛，面色黧黑。男子引控睾丸牵心腹隐隐而痛，面色如土赭色。上盛下虚与中焦气虚为枢纽，脾胃气虚，出现食少，大小便不调，心烦，霍乱，里急后重，腹皮色白，肛门排出矢气，腹肌无力不能努劲，或肠鸣音亢进；脾主肌肉四肢，中阳不运，则出现膝下筋急，肩胛疼痛。

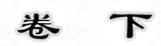

辨内伤饮食用药所宜所禁

内伤饮食，付药者，受药者，皆以为琐末细事，是以所当重者为轻，利害非细。殊不思胃气者，荣气也，卫气也，谷气也，清气也，资少阳生发之气也。人之真气衰旺，皆在饮食入胃，胃和则谷气上升。谷气者，升腾之气也，乃足少阳胆、手少阳元气始发生长，万化之别名也。饮食一伤，若消导药的对其所伤之物，则胃气愈旺，五谷之精华上腾，乃清气为天者也，精气、神气皆强盛，七神卫护，生气不乏，增益大旺，气血周流，则百病不能侵，虽有大风苛毒，弗能害也。此一药之用，其利溥哉。

易水张先生，尝戒不可用峻利食药，食药下咽，未至药丸施化，其标皮之力始开，便言空快也，所伤之物已去；若更待一两时辰许，药尽化开，其峻利药必有情性，病去之后，脾胃安得不损乎？脾胃既损，是真气元气败坏，促人之寿。当时说下一药，枳实一两，麸炒黄色为度，白术二两，只此二味，荷叶裹烧饭为丸。以白术苦甘温，其甘温补脾胃之元气，其苦味除胃中之湿热，利腰膝^①间血，故先补脾胃之弱，过于枳实克化之药一倍。枳实味苦寒，泄心下痞闷，消化胃中所伤。此一药下胃，其所伤不能即去，须待一两时辰许，食则消化，是先补其虚，而后化其所伤，则不峻利矣。当是之时，未悟用荷叶烧饭为丸之理，老年味之始得，可谓神奇矣。荷叶之一物，中央空虚，象震卦之体。震者，动也，人感之生足少阳甲胆也，甲胆者风也，生化万物之根蒂也。《左传》云："履端于始^②"，序则不愆^③。人之饮食入胃，营气上行，即少阳甲胆之气也；其手少阳三焦经，人之元气也，手足经同法，便是少阳元气生发也。胃气、谷气、元气，甲胆上升之气，一也，异名虽多，止是胃气上升者也。荷叶之体，生于水土之下，出于秽污之中，而不为秽汗所染，挺然独立。其色青，形乃空，清而象风木者也，食药感此气之化，胃气何由不上升乎？其主意用此一味为引用，可谓远识深虑，合于道者也。更以烧饭和药，与白术协力，滋养谷气而补令胃厚，再不至内伤，其利广矣大矣！

若内伤脾胃，以辛热之物，酒肉之类，自觉不快，觅药于医者，此风习以为常，医者亦不问所伤，即付之以集香丸、巴豆大热药之类下之，大便下则物去，遗留食之热性、药之热性，重伤元气，七神不炽，经云："热伤气"，正谓此也。其人必无气以动而热困，四肢不举，传变诸疾，不可胜数，使人真气自此衰矣。若伤生冷硬物，世医或用大黄、牵牛二味大寒药投之，物随药下，所伤去矣。遗留食之寒性、药之寒性，重泻其阳，阳去则皮肤筋骨肉血脉无所依倚，便为虚损之证。论言及此，令人寒心。夫辛辣气薄之药，无故不可乱服，非止牵牛而已。《至真要大论》云：五味入胃，各先逐其所喜攻。攻者，克伐泻也。辛味下咽，先攻泻肺之五气。气者，真气、元气也。其牵牛之辛辣猛烈，夺人尤甚，饮食所伤，肠胃受邪，当以苦味泄其肠胃可也，肺与元气何罪之有？夫牵牛不可用者有五，此其一也。况胃主血④，为物所伤，物者，有形之物也，皆是血病，血病泻气，此其二也。且饮食伤于中焦，止合克化，消导其食，重泻上焦肺中已虚之气，此其三也。食伤肠胃，当塞因塞用，又寒因寒用，枳实大黄苦寒之物，以泄有形是也，反以辛辣牵牛散泻真气，犯大禁四也。殊不知《针经》第一卷第一篇有云，外来客邪，风寒伤人五脏，若误泻胃气，必死，误补亦死。其死也，无气以动，故静；若内伤脾胃，而反泻五脏，必死，误补亦死。其死也，阴气有余，故躁。今内伤肠胃，是谓六腑不足之病，反泻上焦虚无肺气；肺者，五脏之一数也，为牵牛之类朝损暮损，其元气消耗，此乃暗里折人寿数，犯大禁五也。良可哀叹！故特著此论并方，庶令四海闻而行之，不至夭横耳！此老夫之用心也。

胃气岂可不养，复明养胃之理，故经曰，安谷则昌，绝谷则亡。水去则荣散，谷消则卫亡，荣散卫亡，神无所依。仲景云：水入于经，其血乃成；谷入于胃，脉道乃行。故血不可不养，卫⑤不可不温，血温卫⑥和，荣卫将行，常有天命。谷者，身之大柄也，《书》与《周礼》皆云：金木水火土谷，惟修以奉养五脏者也。内伤饮食，固非细事，苟妄服食药而轻生损命，其可乎哉！《黄帝针经》有说：胃恶热而喜清冷⑦，大肠恶清冷而喜热，两者不和，何以调之？岐伯⑧曰：调此者，饮食衣服，亦欲适寒温，寒无凄怆，暑无出汗；饮食者，热无灼灼，寒无怆怆⑨，寒温中适，故气将持，乃不致邪僻也（详说见于本经条下）。是必有因用，岂可用俱寒俱热之食药，致损者与？

《内经》云：内伤者，其气口脉反大于人迎，一倍二倍三倍，分经用药。又曰：上部有脉，下部无脉，其人当吐，不吐者死。如但食不纳，恶心欲吐者，不问一倍二倍，不当正与瓜蒂散吐之，但以指或以物探去之。若所伤之物去不尽者，更诊其脉，问其所伤，以食药去之，以应塞因塞用，又谓之寒因寒用，泄而下降，乃应太阴之用，其中更加升发之药，令其元气上升，塞因塞⑩用，因曲而为之直。何为曲？乃伤胃气是也。何为直？因而⑪升发胃气是也。因治其饮食之内伤，而使生气增益，胃气完复，此乃因曲而为之直也。

若依分经用药，其所伤之物，寒热温凉，生硬柔软，所伤不一，难立定一法，只随所伤之物不同，各立法治，临时加减用之。其用药又当问病人从来禀气盛衰，所伤寒物热物，是喜食而食之耶，不可服破气药；若乘饥困而食之耶，当益胃气；或为人所勉劝强食之，宜损血而益气也。诊其脉候，伤在何脏，方可与对病之药，岂可妄泄天真生气，以轻丧身宝乎？且如先食热物而不伤，继之以寒物，因后食致前食亦不消化而伤者，当问热食寒食孰多孰少，斟酌与药，无不当矣。喻如伤热物二分，寒物一分，则当用寒药二分，热药一分，相合而与之，则荣卫之气必得周流。更有或先饮酒，而后伤寒冷之食，及伤热食，冷水与冰，如此不等，皆当验其节次所伤之物，酌量寒热之剂分数，各各对证而与之，无不取验。自忖所定方药，未敢便为能尽药性之理，姑用指迷辨惑耳，随证立方，备陈于后。

『 注释 』

①膝：《东垣十书》吴门德馨本作"脐"。

②履端于始：年历的推算，始于正月朔日。《左传·文公元年》："先王之正时也，履端于始，举正于中，归馀于终。"杜预注："步历之始，以为术之端首也。"

③愆（qiān 千）：过失，差错。

④胃主血：此后《兰室秘藏》有"所生病"三字。

⑤卫：原作"胃"，据《医学启源》及《脾胃论》卷上"用药宜禁论"改。

⑥卫：原作"胃"，据《医学启源》及《脾胃论》改。

⑦冷：原无，然与下文"大肠恶清冷而喜热"句对应，则应有"冷"字，故据《兰室秘藏》及上下文例补。

⑧岐伯：原作"伯岐"，误倒，据《东垣十书》吴门德馨本转。

⑨怆怆（chuàng 创）：冷貌。

⑩塞：《医方类聚》卷一百引《东垣辨惑》及《兰室秘藏》俱作"通"。

⑪而：此前《兰室秘藏》有"因"字。文义较顺。

『 按语 』

　　饮食、劳倦都属于内伤不足证，这是同外伤六气有余之证相对而言的。而饮食、劳倦内伤不足之证，又分饮食伤为有余、劳倦伤为不足。劳倦不足，法当用补，前文已作阐述；饮食有余，法当消导。但是，饮食有余，不是脾胃正气有余，而是饮食停积有余，实质还是不足。如果是"胃中元气盛，则能食而不伤"，那就不会有脾胃病。所以，在用药方面要注意不伤胃气。

　　人的元气衰旺，决定于胃中谷气的衰旺，也就是看消化功能是否强健。胃气强健，则能食不伤。饮食所产生的营养物质，化生清气输于上焦心肺，布散于各脏，供给全身的需要，增强机能的活动，精神饱满，气血周流。抵抗能力加强了，百病无由自生。虽然遇到外界气候环境的急剧变化，机体亦能抗御和适应不致生病。李杲赞扬了老师张元素所制枳术丸以一倍于枳实的白术，"荷叶烧饭……与白术协力，滋养谷气而补令胃厚"，而后消化胃中所停的食积。这就是积化则胃气愈旺的根据。有的人不懂得保护脾胃的道理，喜辛辣燥热的食物，大啖酒肉和生冷硬物，习以为常。医者不问所伤，给以巴豆大热药或牵牛大寒药之类重伤胃气，使人之元气从此衰耗，必须纠正这些偏弊。张从正治食伤，力主攻伐，只禁巴豆，不禁牵牛。李杲则巴豆、牵牛同时戒慎，同时李杲认为，饮食所伤，除"轻则消化或损其谷"以外，重则方可用吐下。食积在胃以上，可用吐法，食积在胃以下，可用下法。他告诫用吐法时，必须诊察是食塞胃脘，胸中窒塞，才用吐法以宣胸阳。如因脾胃久虚，浊气在上而痞塞，则不可妄用吐法。如见上气壅滞，大便虚软，应以姜、桔之属宣通气滞；大便不通，当利小便，吐药则所当禁。李杲用吐法不主张瓜蒂散，但以物探吐所伤之食物，导下误用巴豆、牵牛都是伤害元气的药物，必当戒慎使用。李杲论禁用牵牛五点，事实是因牵牛性味峻烈，大伤肺气。即使需要用下，只宜枳实、大黄之类导泻有形的积滞就行，何得妄投峻剂以损真元之气。

以上所论这些辨证用药都很重要。李杲论"四禁"中有"药禁"一条，临证所当探讨。一般认为饮食伤为有余，只管导滞消积，而忽视脾胃不足。有余与不足的矛盾所造成的病变，李杲都注意到。他运用枳术丸就是为了解决食伤有余与脾胃不足的矛盾。李杲根据这一论断，制定了一系列的以枳术丸为基本方的各种方剂，以适应和解决因饮食所伤的各种病证。李杲有"临病制方"和"随时用药"的基本观点，不论是古人的、今人的或是自己的，概不固执成方。

易水张先生枳术丸

治痞，消食，强胃。

白术二两　枳实麸炒黄色，去穰，一两

上同为极细末，荷叶裹烧[①]饭为丸，如梧桐子大，每服五十丸，多用白汤下，无时。白术者，本意不取其食速化，但令人胃气强实，不复伤也。

『注释』

①烧：原作"炒"，据《东垣十书》吴门德馨本、《医统》本及《医方类聚》卷一百引《东垣辨惑》改。

『按语』

脾主运化，胃主受纳。若脾胃虚弱，受纳失司，运化不及，则饮食停滞不消；

中焦气机受阻，升降失和，传化失常以致胸脘痞满，不思饮食。

　　本方为李东垣引张元素方，而张元素又是从《金匮要略》枳术汤（枳实七枚，白术二两）变化而来的。枳术汤原治"心下坚，大如盘，边如旋盘，水饮所作"。因水饮停蓄于心下（胃），应当急去，故投以汤剂以荡涤之，而且重用枳实，取其攻逐停水，散结消痞，意在以消为主，再用白术培土治水，以补为辅。本方证则属脾不健运，饮食不消，当需缓除，故改汤为丸以缓消之，而且倍用白术健脾以助运化，意在以补为主，再用枳实散结消痞，以消为辅。一汤一丸，各有深意，临证之际，不得误用。

橘皮枳术丸

　　治老幼元气虚弱，饮食不消，或脏腑不调，心下痞①闷。
　　橘皮　枳实麸炒去穰，以上各一两　白术二两
　　上件为细末，荷叶烧饭为丸，如梧桐子大，每服五十丸，熟水送下，食远。
　　夫内伤用药之大法，所贵服之强人胃气，令胃气益厚，虽猛食、多食、重食而不伤，此能用食药者也。此药久久益胃气，令人不复致伤也。

『注释』

①痞：痞块，此为阻塞不通。

『按语』

　　本方证治老人、小儿元气虚弱，饮食不消化，影响到脏腑功能不调，心下痞闷。本方在枳术丸的基础上再加橘皮一两，以行胃气而助行滞之功，有助于枳术丸发挥升脾降胃之功。在制法和剂量上与枳术丸相同。大凡饮食劳倦内伤脾胃用药大法，贵在选方用药能增强脾胃升降运化之力，因此服后使胃气旺盛，消化力强，虽偶尔进食过多，也不会觉得腹部饱胀，这就叫增食之药，专为健脾胃、助消化而设。本方服一段时间能益胃气，在一般情况下不致伤食成病。

曲蘖①枳术丸

　　治为人所勉劝强食之，致心腹满闷不快。
　　枳实麸炒，去穰　大麦蘖面炒　神曲炒，以上各一两　白术二两
　　上为细末，荷叶烧饭为丸，如梧桐子大，每服五十丸，用温水下，食远。

『注释』

①蘖（niè 聂）：芽米，凡米谷之类经渍而发芽者，称"蘖"，如"大麦蘖""稻蘖"。

木香枳术丸

破滞气，消饮食，开胃进食①。

木香　枳实麸炒，去穰，以上各一两　白术二两

上为细末，荷叶烧饭为丸，如梧桐子大，每服五十丸，温水送下，食远。

『注释』

①食：原脱，据《东垣十书》吴门德馨本、《医统》本及《医方类聚》卷一百引《东垣辨惑》改。

『按语』

木香枳术丸主破滞气，消饮食，开胃进食，此滞为脾气虚而滞，因此在枳术丸健脾消滞基础上加木香行气化滞，本方为枳术丸的加减方，《内经》说："饮食自倍，肠胃乃伤。"李东垣认为："令胃气益厚……虽多食、重食而不伤。"因此，化食必先益脾，脾运则饮食自然消化。根据他的老师张元素的经验，制枳术丸倍用白术，就是以升脾降胃为主。而李东垣在本方基础上有所发挥，偏于脾气虚而滞者，以木香枳术丸，破气消食，开胃健运。

木香化滞汤

治因忧气，食湿面，结于中脘，腹皮底微痛，心下痞满，心不①思饮食，食之不散，常常痞气。

半夏一两　草豆蔻仁　甘草炙，以上各五钱　柴胡四钱　木香　橘皮以上各二钱　枳实麸炒，去穰　当归稍以上各一钱②　红花五分

上件锉如麻豆大，每服五钱，水二大盏，生姜五片，煎至一盏，去粗，稍热服，食远。忌酒湿面。

『注释』

①不：此前原衍"心"字，据《东垣十书》吴门德馨本及《医方类聚》卷一百引《东垣辨惑》删。

②一钱：《东垣十书》吴门德馨本及《医方类聚》作"二钱"。

半夏枳术丸

治因冷食内伤。

半夏汤洗七次，焙干　枳实麸炒，以上各一两　白术二两

上同为极细末，荷叶烧饭为丸，如绿豆大，每服五十丸，温水送下，添服不妨。热汤浸蒸饼为丸亦可。

如食伤寒热不调，每服加上二黄丸十丸，白汤送下。

更作一方，加泽泻一两为丸，有小便淋者①。

『注释』

①者：此下《脾胃论·论饮酒过伤》有"用"字。

『按语』

本方证治因冷食伤脾胃，在枳术丸的基础上加半夏，半夏辛开苦降，性温以去寒积。

于本方基础上加泽泻一两，以利湿热，是因湿热伏于下焦，所以加泽泻咸寒利水因势利导。

丁香烂饭丸

治饮食所伤。

丁香　京三棱　广茂炮　木香以上各一钱　甘草炙　甘松去土　缩砂仁　丁香皮　益智仁以上各三钱　香附子五钱

上为细末，汤浸蒸饼为丸，如绿豆大，每服三十丸，白汤送下，或细嚼亦可，不①拘时候。

治卒心胃痛甚效。

『**注释**』

①不：原误植于"可"之前，据《东垣十书》吴门德馨本、《医统》本及《医方类聚》卷一百引《东垣辨惑》改。

草 豆 蔻 丸

治秋冬伤寒冷物，胃脘当心而痛，上支两胁，膈咽①不通。

草豆蔻面裹煨，去皮取仁　枳实麸炒黄色　白术以上各一两　大麦蘖面炒黄色　半夏汤洗七次，日干　黄芩刮去皮，生　神曲炒黄色，以上各五钱　干生姜　橘皮　青皮以上各二钱　炒盐五分

上为极细末，汤浸蒸饼为丸，如绿豆大，每服五十丸，白汤下，量所伤多少，加减服之。

如冬月用，别作一药，不用黄芩，岁火不及，又伤冷物，加以温剂，是其治也。然有热物②伤者，从权以寒药治之，随时之宜，不可不知也。

『**注释**』

①咽：原误作"因"，据《东垣十书》吴门德馨本及《医统》本改。

②热物：原作"热药"，然与上文"冷物"相对应，则文义不顺，故据《东垣十书》吴门德馨本、《医方类聚》卷一百引《东垣辨惑》及上下文义改。

『**按语**』

《脾胃论》云："草豆蔻丸治脾胃虚而心火乘之，不能滋荣上焦元气，遇冬，肾与膀胱之寒水旺时，子能令母实，致肺金大肠相辅而来克心乘脾胃，此大复其雠也。经云：大胜必大复，故皮毛、血脉、分肉之间，元气已绝于外，又大寒、大燥二气并乘之，则苦恶风寒，耳鸣，及腰背相引胸中而痛，鼻息不通，不闻香臭，额寒脑痛，目时眩，目不欲开，腹中为寒水反乘、痰唾沃沫，食入反出，腹中常痛，及心胃痛，胁下急缩，有时而痛，腹不能努，大便多泻而少秘，下气不绝或肠鸣，此脾胃虚之极也。胸中气乱，心烦不安，而为霍乱之渐，膈咽不通，噎塞，极则有声，喘喝闭塞，或日阳中或暖房内稍缓，口吸风寒则复作，四肢厥递，身体沉重，不能转侧，头不可以回顾，小便溲而时燥，此药主秋冬寒凉，大复气之药也。"草豆蔻丸主治证的病因是饥饱劳累损伤脾胃，而心火上乘，灼伤阴

津，阴津亏虚，不能滋养上焦元气，到了冬天，肾与膀胱的寒水盛，肺燥与肾寒相互结合克制心火，侵侮脾胃，脾胃阳虚以致气、血、痰、火、湿、浊诸郁产生，虚中夹实。

"大胜必大复"，皮毛、血脉、分肉之间卫外之气虚，又再受大寒、大燥二气侵凌，则出现恶风寒、耳鸣，腰背牵引胸中而痛；寒邪犯肺，肺失宣降，出现鼻息不通，不闻香臭，痰唾沃沫；寒邪犯脑，清阳不升，出现额寒脑痛，头晕目眩，目不欲睁开；脾土被寒邪反侮，食积停胃，出现食入反出，心下胃痛，胁下急缩牵引疼痛；脾阳虚，不能升清，中气下陷，出现腹不能努劲，大便泻的时候多而便秘的情况少，矢气不决或肠鸣音亢进；痰湿阻滞气机，升降失常，出现胸中气闷，心烦不安，有霍乱之预兆；"形寒饮冷则伤肺"，出现胸膈痞闷，咽喉不通，噎塞，严重时有肠鸣声音；脾阳虚，得温则病减，出现晒太阳中或到暖房内症状就稍缓，但是一呼吸风寒之气则反复发作，而四肢厥逆，身体沉重，不能转侧，颈项强直，头不可以回顾；脾肾阳虚，气化无力，出现在小便时身体出现寒噤。

三黄积术丸

治伤肉食湿面辛辣厚味之物，填塞闷乱不快。

黄芩二两　黄连酒洗　大黄湿纸裹煨　神曲炒　橘皮　白术以上各一两　枳实麸炒，五钱

上为细末，汤浸蒸饼为丸，如绿豆大一倍，每服五十丸，白汤送下，量所伤服之。

『按语』

本方证是由过食肥甘厚味，湿热食积，内阻肠胃而发病。《素问·痹论》云："饮食自倍，肠胃乃伤。"过食肥甘厚味，损伤脾胃，积滞内停，气机壅塞，传导失司，故脘腹痞满，大便秘结；食积不消，湿热不化，下迫于肠，则泄泻下痢；舌苔黄腻，脉沉有力均为湿热食积内停之象。

除湿益气丸

治伤湿面，心腹满闷，肢体沉重。

枳实麸炒黄色　神曲炒黄色　黄芩生用　白术以上各一两　萝卜子炒熟去秽气，五钱

红花三分，是三钱分十也

上同为极细末，荷叶裹烧饭为丸，如绿豆大，每服五十丸，白汤送下，量所伤多少服之。

上 二 黄 丸

治伤热食痞闷，兀兀欲吐，烦乱不安。

黄芩二两　黄连去须酒浸，一两　升麻　柴胡以上各三钱　甘草二钱

一方加枳实麸炒，去穰，五钱

上为极细末，汤浸蒸饼为丸，如绿豆大，每服五七十丸，白汤送下①，量所伤服之。

『注释』

①下：此后《兰室秘藏》有"食远"二字。

『按语』

本方证是由过食肥甘厚味酒食辛热之品，郁热内生，阻于中上二焦所致的郁热证。过食肥甘厚味酒食辛热之品，郁热内生，阻于中焦，气机不畅，故见心下痞闷；郁热内阻，胃失和降，胃气上逆，故恶心呕吐；郁热上犯，扰乱心神，故见烦乱不安；舌红苔黄，脉数均为郁热内阻之象。本方将泄与升散同用，则泻热而无凉遏之弊，散火而无升焰之虞。

枳实导滞丸

治伤湿热之物，不得施化，而作痞满，闷乱不安。

大黄一两　枳实麸炒，去穰　神曲炒，以上各五钱　茯苓去皮　黄芩去腐　黄连拣净　白术以上各三钱　泽泻二钱

上件为细末，汤浸蒸饼为丸，如梧桐子大，每服五十丸至七十丸，温水送下，食远，量虚实加减服之。

『按语』

饮食不节，积滞内停，气机壅阻，传化失常，蕴为湿热，伤及大肠气血，故见脘腹胀痛，下利泄泻；小便短赤，舌苔黄腻，脉沉有力乃邪正俱实之证。

本方宗"通因通用"之旨而设，用于湿热食滞互结肠胃，痞闷胀满，腹痛泄

泻，痢疾初起等，最为适宜；若虚寒之痢或脾阳虚而不适，寒湿积滞非本方所宜。

枳实栀子大黄汤

治大病瘥后，伤食劳复。

枳实一个麸炒，去穰　栀子三枚半，肥者　豆豉一两二钱五分，绵裹

上以清浆水二盏，空煮退八分，内①枳实、栀子，煮取八分，下豉，再煮五六沸，去柤，温服，覆令汗出。

若有宿食，内大黄如薄②棋子五六枚，同煎。

食膏粱之物过多，烦热闷乱者，亦宜服之。

『注释』

①内：同"纳"，纳入。

②薄：诸本同。然据文义，当为"博"。博，局戏，以棋为戏。

白　术　丸

治伤豆粉湿面油腻之物。

枳实炒黄，一两一钱　白术　半夏汤浸　神曲炒黄，以上各一两　橘皮去穰，七钱　黄芩五钱　白矾枯三分

上为极细末，汤浸蒸①饼为丸，如绿豆一倍大，每服五十丸，白汤送下，量所伤加减服。素食多用干姜，故加黄芩以泻之。

『注释』

①蒸：此下原衍"浸"字，据《东垣十书》吴门德馨本及《医统》本删。

『按语』

本方证是由脾虚、过食油腻所致的胸脘痞满，不思饮食证。因脾胃为后天之本，主运化水湿和水谷精微，脾虚不运，食积内停，阻滞气机，故见胸脘痞满，不思饮食。满而不痛为痞，痞属无形之邪，自外而入，客于胸胃之间，未与有形之痰血饮食互结，仅与正气搏聚一处为患。用蒸饼糊丸，是以谷气助脾胃之蒸化。

木香见睍①丸

治伤生冷硬物，心腹满闷疼痛。

神曲炒黄色　京三棱煨，以上各一两　石三棱去皮煨　草豆蔻面裹煨熟取仁　香附子炒香，以上各五钱　升麻　柴胡以上各三钱　木香二钱　巴豆霜五分

上为细末，汤浸蒸饼为丸，如绿豆一倍大，每服三十丸，温白汤下。量所伤多少服之。

『注释』

①睍（xiàn 现）：原指日气，如《诗经·小雅·角弓》："雨雪浮浮，见睍曰流。"本方通过行气导滞，使积滞消除，气畅满消，犹如雪见日而消融，故名之为"见睍丸"。

三棱消积丸

治伤生冷硬物，不能消化，心腹满闷。

京三棱炮　广术①炒　炒曲以上各七钱　青橘皮　巴豆和皮米②炒黑焦，去米　茴香炒　陈橘皮以上各五钱　丁香③　益智以上各三钱④

上件为细末，醋打面糊为丸，如梧桐子大，每服十丸，加至二十丸，温生姜汤下，食前。量虚实加减，如更衣⑤，止后服之。

『注释』

①广术：即蓬莪术。
②皮米：《脾胃论·论饮酒过伤》本方作"粳米"。
③丁香：《东垣十书》吴门德馨本及《医统》本作"丁皮"。
④三钱：《东垣十书》吴门德馨本作"二钱"。
⑤更衣：这里指上厕所，便通腹泻。

『按语』

《脾胃论》云："治伤生冷过硬物，不能消化，心腹满闷。"此说明三棱消积丸主治证病因是过食生冷硬物，伤胃损脾，导致冷食积滞，阻结胃肠，而致气机不通。

过食生冷硬物，伤胃气，损脾阳，导致冷食积滞，阻结胃肠，而致气机不通，气滞血瘀，形成"气、血、寒、食"积聚，出现猝然心腹满闷胀痛，大便不通。

备急大黄丸①

疗心腹诸卒暴百病。

大黄　巴豆去皮②　干生姜以上各一两

上须要精新好药，捣罗蜜和，更捣一千杵，丸如小豆大，每服三丸，老少量之。

若中恶③客忤，心腹胀满卒痛，如锥刀刺痛，气急口噤，停尸卒死者，以暖水若酒服之。或不下，捧头起，令下咽，须臾瘥；未④，更与三丸，以腹中鸣转，即吐下便愈。若口已噤，亦须折⑤齿灌之，令入尤妙。忌芦笋、猪肉、冷水、肥腻之物。易张先生⑥又名独行丸，盖急剂也。

『注释』

①备急大黄丸：即《金匮要略·杂疗方》"三物备急丸"。

②去皮：巴豆不去皮则伤胃，作呕（见《本草纲目》注）。

③中（zhòng 众）恶：病名，又名"客忤"，指感受秽毒或不正之气，卒然心腹刺痛或绞痛，或精神不守，闷乱欲死，牙紧口噤，甚者厥逆不省人事。《诸病源候论》有中恶候、中恶死候、卒死候、卒忤候等。谓中恶"其状，卒然心腹刺痛，闷乱欲死"；卒中恶"腹大而满""吐血数升"；中恶死候则"气暴厥绝如死"。谓客忤"其状心腹绞痛胀满，气冲心胸，或即闷绝，不复识人"。

④未：即"未差"之意。《金匮要略·杂疗方》作"如未差"。

⑤折：原作"拆"，文义不符，据《东垣十书》吴门德馨本及《金匮要略·杂疗方》改。

⑥易张先生：此"易"即指"易水"，略称，文中多处言"易张先生"者，概指"易水张先生"，即易水张元素，为东垣之师。

『按语』

备急大黄丸治疗由各种疾病所导致的仓卒发病，其痛如锥刺一样。同时腹部胀满拒按，呼吸迫促，坐卧不安，也用本方治疗。

方中干姜散中焦寒邪，巴豆霜逐肠胃冷积，大黄通大便又能解巴豆毒，此针对寒结肠胃证，变寒下为温下，以攻不化的糟粕。炼蜜成剂，捣千杵取其药性和匀，丸如小豆大，夜卧时温开水送服一丸；如身体强壮者加一丸；如卒病暴痛，则不拘时候服。但妇人有孕不可服，因本方有堕胎作用。如所伤食物在上焦胸膈间，兀兀欲吐又吐不出来，反复闷乱者，宜用烧盐或瓜蒂散探吐以去其滞，此即《内经》"在上者因而越之"之法，不可轻用备急大黄丸以攻伐中焦，违反治疗的原则。

神 应 丸

治因一切冷物冷水及潼乳①酪水②，腹痛肠鸣，米谷不化。

黄蜡二两　巴豆　杏仁　百草霜　干姜以上各五钱　丁香　木香以上各二钱

上先将黄蜡用好醋煮去相秽，将巴豆、杏仁同炒黑，烟尽，研如泥，将黄蜡再上火，入小油半两③，溶开，入在杏仁巴豆泥子内，同搅，旋下丁香、木香等药末，研匀，搓作挺子，油纸裹了旋丸用，每服三五十丸，温米饮送下，食前，日进三服。

如脉缓、体重、自利，乃湿气胜也。以五苓散平胃散加炒曲相合而服之，名之曰对金饮子。

『注释』

①潼乳：羊乳。
②酪水：浆，酒类；果实煮成浆名酪。
③入小油半两：《脾胃论·论饮酒过伤》本方作"春夏入小油半两，秋冬入小油八钱"。

『按语』

本方主证为一切冷物、冷水及牛乳、羊乳和酒类、果子制成的酪浆水等物，饮用过多伤了脾胃，其症状反应为胸腹胀痛，腹中雷鸣，吃下的米粮及蔬菜排出来仍然没有完全消化者。

李东垣在"饮食伤脾论"中，有交泰丸、三棱消积丸、备急丸、神保丸、雄黄圣饼子、感应丸、神应丸等七方，都不同程度地运用了热性峻泻药巴豆。李东垣既以补脾胃立论见称，为什么有时还用巴豆呢？从立方可以看出李东垣学术思想的原则性和灵活性，如单纯属饥饱操劳损伤了脾胃，中虚气弱没有积滞，则根据《内经》"劳者温之""损者益之"之法，用补中益气汤等方以培补见功。但临床往往脾胃虚弱又伤于寒冷积滞，或因寒冷积滞导致脾胃虚弱，出现痞满胀痛的寒实证，这就必须根据《内经》"急则治其标""下之则胀已"的治则，用温下法以迅扫其邪；或急药缓投以消磨其积。《医宗金鉴》指出，"李杲以仲景……备急丸治卒中暴死，腹痛满闭，下咽立效"。无非是在临诊时，更辨证论治。况李东垣学有师承，所制雄黄圣饼子即刘河间的煮黄丸，而巴豆的用法则有所创造。七方中以交泰丸的巴豆用量最少，雄黄圣饼子的巴豆用量最多，巴豆或配参、术，因证见倦怠嗜卧；巴豆或配炮姜、丁香，因证见"虚中积冷"。为了控制巴豆的烈性，方中调剂用蜜、蜡、面、酒、醋等以达到制约缓和的作用。并在给药时，量人虚实斟酌加减，才能取得效果而免其弊害。

攻下冷积与温补脾胃是相辅相成的，因为冷积可更伤脾胃，脾胃虚寒则更加重冷积，因此温中健脾则有利于攻下冷积，而巴豆攻下冷积也有利于脾气的恢复。

益　胃　散

治服寒药过多，或脾胃虚弱，胃脘痛。

陈皮　黄芪以上各七钱　益智仁六钱　白豆蔻仁　泽泻　干生姜　姜黄以上各三钱　缩砂仁　甘草　厚朴　人参以上各二钱

上为细①末，每服三钱，水一盏，煎至七分，温服，食前。

如脉弦，恶寒腹痛，乃中气弱也。以仲景小建中汤加黄芪，钱氏异功②散加芍药，选而用之。

如渴甚者，以白术散加葛根倍之。

『注释』

①细：《兰室秘藏》作"粗"。
②功：原作"攻"，据《小儿药证直决》"异功散"改。

『按语』

本方证为误服寒药伤中阳，中虚有寒，不能运化，升降失常，清浊相干所致的脾胃虚寒证。因脾胃虚寒，寒主凝滞、主收引，拘挛不通而见胃脘疼痛，为虚寒性疼痛，故喜温喜按；脾主四肢，脾胃阳虚，失于温煦，故见畏寒肢冷；脾主升清，胃主降浊，脾胃虚寒，升降失常，清阳不升，浊阴不降，故见呕吐，下利；脾虚不运，胃虚不纳，故见不欲饮食；舌淡苔白，脉沉细，亦属中阳不足，脾胃虚寒所致。

饮食自倍肠胃乃伤分而治之

《痹论》云：阴气者，静则神藏，躁则消亡。饮食自倍，肠胃乃伤。此混言之也。分之为二：饮也，食也。又经云：因而大饮则气逆。因而饱食，筋脉横解，则肠澼为痔。饮者，无形之气，伤之则宜发汗利小便，使上下分消其湿，解醒汤、五苓散之类主之。食者，有形之物，伤之则宜损其谷；其次莫若消导，丁香烂饭丸、枳术丸之类主之；稍重则攻化，三棱消积丸、木香见睍丸之类主之；尤重者，则或吐或下，瓜蒂散、备急丸之类主之。以平为期。盖脾已伤，又以药伤，使营运之气减则①，食愈难消。故《五常政论》②云：大毒治病，十去其六；常毒治病，十去其七；小毒治病，十去其八；无毒治病，十去其九；谷肉果菜，食养尽之。无使过之，伤其正也。不尽，行复如法。圣人垂此严戒，是为万世福也。如能慎言语、节饮食，所谓治未病也。

『注释』

①则：《东垣十书》吴门德馨本作"削"，属上句读。
②《五常政论》：即指《素问·五常政大论》。

『按语』

饮有饮水、饮酒、饮乳酪的区分；食有谷类、肉类、生冷、硬物的区分。饮伤以发汗利小便分消其湿的方法；食伤则先消后补、或消补兼用以导其滞，或节制食物以和其胃。都是围绕"饮食自倍，肠胃乃伤"的理论采取防治方法，"所贵服之强人胃气，令胃气益厚"。如果暴饮暴食超过一定的限量，脾胃机能遭受损害，消化障碍，因而发生疾病，应当一面节制饮食，一面进行治疗。饮伤：饮水过量，发生蓄水证。胃内蓄水，脾阳失运，就会引起水气凌心，胸满胃胀，心悸吐水，咳喘呕逆，肠鸣尿少等。李杲认为，伤饮属于无形之气，治宜发汗利尿，如五苓散利尿，服后多饮开水以助汗，这是分消其湿的办法。如因暑月口渴，饮水过多，小便短涩，湿热内阻，五苓散配用益元散导湿化热；

如因湿热瘀结在里，头汗出，胸中痞结，口渴而小便不利，身发黄疸，五苓散配合茵陈蒿汤清热利疸。这是李杲运用前人之方以治伤饮的例证。李杲指出，伤饮应发汗利小便上下分消其湿，腰以上肿，发汗则愈；腰以下肿，当利小便。五苓散治因心烦口渴、饮水过多，影响脾胃消化功能，上焦虽然表现烦热口渴，但饮水下咽随即吐出，胃中淡淡然有水荡漾。这是因为肠胃的吸收作用减弱，水饮停蓄在肠胃间，代谢障碍，因此反映为上焦烦渴与下焦尿量短少的矛盾。五苓散不但能治水停不化的里证，而且能治水停不化的表证，关键在于利小便。小便利则水湿化，水湿化则津液升。"服后多饮热汤，汗出即愈"。故李杲善于运用仲景法而又不囿于仲景方。

"形寒饮冷则伤肺"。感寒而又饮冷，亦属伤饮证。饮冷伤肺，病则上逆为咳嗽、为呕水、为肿胀、为泄泻等，都是水气为病。李杲治身热咳逆、表有水气，用小青龙汤加芫花；治咳嗽胁痛，里有水气，用十枣汤，亦是仲景方中的逐水之剂。如冷饮牛羊乳酪所伤，用除湿散导湿和中。

食伤是有形之物伤害肠胃。食伤的原因有以下几种：有过饥过饱所伤；有过热过冷所伤；有不按时进食所伤；有生冷不洁的食物所伤；有坚硬难于消化的食物所伤；有煎炒炙煿燥热太过所伤；等等。这些，都能致伤脾胃。开始胃先受病，久之可以转化为脾病。李杲在《脾胃论·饮食伤脾论》中指出："夫脾者，行胃津液，磨胃中之谷，主五味也。胃既伤，则饮食不化，口不知味，四肢倦困，心腹痞满，兀兀欲吐而恶食，或为飧泄，或为肠澼。此胃伤脾亦伤，明矣。……伤食者，有形之物也，轻则消化，或损其谷，此最为妙也，重则方可吐下。"伤食轻症用消导法，药如六曲、麦芽、山楂、杏仁、莱菔子、鸡内金之类，同时节制饮食。如果伤食重症，胃脘疼痛，胸满腹胀，嗳腐恶心，宜用吐法，即"因其高而越之"的治则，以宣胃中的滞塞；如腹中坚痛拒按，苔黄便秘，当从"中满者泻之于内"的治则，宜用下法，以通肠内的实滞。肠胃久伤，宿积不除，必然影响脾气的运化，中气下陷，有飧泄、肠澼等症状发生。胃伤则食物不化而恶食欲吐，脾伤则脾阳失运而飧泄、肠澼。李杲首用枳术丸。枳术丸原是张元素根据《金匮要略》枳术汤变化而来。李杲用枳术丸的目的在于强胃，而不是峻消其食。李杲说"先补其虚而后化其所伤，则不峻利矣"。"饮食自倍，肠胃乃伤"诸证，又在枳术丸的用药基础上，制有橘皮枳术丸以治老幼元气虚弱、饮食不消，或脾胃不调，心下痞闷；半夏枳术丸以治生冷食物内伤、腹胀呕吐；曲糵枳术丸以治胸腹满闷不快、嗳气腐臭；木香枳术丸以治气滞食减；并制三黄枳术丸以治滞伤肉面辛辣味厚之物填塞闷乱的症状，这就扩大和发展了枳术丸适应证的治疗范围和作用。

　　食伤积滞是有余的实证，应当消导；可是脾胃亏乏是不足的虚证，应当补益。枳术丸是消导补益同用的方剂，消导寓于补益之中。如果积滞较深，脾胃未伤，则用木香分气丸等方消磨积滞；如食积结塞肠胃，上下不通，胀满坚实，闭塞疼痛，在上用瓜蒂散吐以逐积；在下则用备急丸之类以巴豆等峻逐其积。李杲平生叮咛告诫在非用不可的情况下，还是权宜取用。李杲对于寒热食物所伤，在用药方面亦有原则上的分析。他说："伤热物二分，伤生冷硬物一分，用寒药三黄丸二停，热药巴豆三棱丸（巴豆霜、木香、升麻、柴胡、草豆蔻、香附、炒六曲、京三棱）一停，合而服之。如热物伤少而寒物伤多，则寒药少而热药多也。假令夏月大热之时伤生冷硬物，当用热药巴豆三棱丸治之，须加三黄丸，谓天时不可伐，故加寒药以顺时令；若热物只用三黄丸。何谓？此三黄丸，时药也。假令冬天大寒之时，伤羊肉湿面等热物，当用三黄丸治之，须加热药少许，草豆蔻丸之类是也，为引用、又为时药。《经》云：必先岁气，无伐天和，此之谓也。"这论述了食伤脾胃与自然气候变化相关，在用药制方时应作全面的考虑。

论 酒 客 病

　　夫酒者，大热有毒，气味俱阳，乃无形之物也。若伤之，止当发散，汗出则愈矣，此最妙法也；其次莫如利小便。二者乃上下分消其湿，何酒病之有。今之酒病者，往往服酒症丸①大热之药下之，又有用牵牛、大黄下之者，是无形元气受病，反下有形阴血，乖误②甚矣！酒性大热，已伤元气，而复重泻之，况亦损肾水，真阴③及有形阴血俱为不足，如此则阴血愈虚，真水愈弱，阳毒之热大旺，反增其阴火，是谓元气消亡，七神无依，折人长命；不然，则虚损之病成矣。《金匮要略》云：酒疸④下之，久久为黑疸。慎不可犯此戒！不若令上下分消其湿，葛花解酲⑤汤主之。

『注释』

①酒症丸：由雄黄、巴豆、蝎梢等制成，方见《太平惠民和剂局方》。

②乖误：错误。

③真阴：即肾阴，亦名"肾水""真水""无阴"。

④酒疸：心中烦闷而热，不能食，时欲吐，名曰酒疸，见于《金匮要略·黄疸病脉证并治》。

⑤解酲：解，即散的意思；酲，酒醉昏迷。

『按语』

酒客病，是长期饮酒中毒所引起的病患。李杲认为："酒者，大热有毒，气味俱阳，乃无形之物也。若伤之，止当发散，汗出则愈矣……其次莫如利小便。二者乃上下分消其湿，何酒病之有。"说明酒性大热，易伤元气。如果长年累月纵饮无度，有损肾水真阴及有形阴血，俱为不足，肝肾受害。因此，阴血愈虚，真水愈耗，酒毒之热大旺，反增其阴火，脾胃元气消亡，或呕血，或躁怒，或满胀，或眩晕，而虚损之病形成。

酒客病，为饮伤中危害严重的疾病，与一般饮伤之证不同。李杲指出，酒是"无形之物"。凡是饮酒过量或长期酗酒的人，往往引起慢性酒精中毒。少饮能调和气血，流畅营卫，兴奋中枢，抗御外邪。若过饮或长期饮酒，轻则伤人脾胃，重则损人神气。所以酗酒之人，昏晕烦乱，干呕恶心，饮食即吐，百体痿软，身热头痛，吞酸，胸膈痞塞，口燥舌干，手足颤摇，心神恍惚，不思饮食，小便浑浊，大便溏泻。种种现象，都为湿热伤形与伤气的表现。由于湿热内蕴，脾胃大伤，所表现症状，多为食纳减退，痞满呕吐，狂乱奔走，鼾睡昏迷，"七神无依"的神志病态。

李杲制葛花解酲汤，外解肌表，内清阳明，令上下内外分消其患。"但得微汗，以散酒热"，方中之药虽气味辛散，因为酒病服此，以敌酒病，则不损元气。李杲叙述伤酒而用葛花解酲汤是不得已而用之，以其性味辛温，如姜、砂、蔻类，既有醒酒的一面，又有助热的一面，因此不能经常服用，何况《太平惠民和剂局方》酒症丸雄黄、巴豆燥烈。李杲认为巴豆、牵牛、大黄都只能下有形的实物，而不能解无形的酒毒。《金匮要略》指出，"酒疸下之，久久为黑疸"。由黄疸转化为黑疸，皮肤黯黑，其严重可知。要解酒毒，只能上下分消其湿。葛花善解酒毒，除上述辛温之品外，还有五苓去桂加青、陈、香、曲，使胃中"秽为劳变，浊为清化"，故沿用至今作为解酒的要方。然而，葛花解酲汤不是所有酒伤病人都用的方剂。例如，《续名医类案》记述："癸卯元夕，周徐二子过石顽斋头饮，次日皆病酒不能起，欲得葛花解酲汤解酒。张曰：此汤虽为伤酒专剂，然人禀赋各有不同。周子纵饮，则面热多渴，此酒气行阳肌肉之分，多渴，则知热伤胃气，岂可重令开泄以耗津液？与四君子汤去甘草，加霍香、木香、煨葛根、泽泻，下咽即愈。徐子久患精滑，饮则面色愈青，此素常肝胆用事，肾气亦伤，酒气皆行筋骨，所以上潮于面。葛花胃药，用之何益？与五苓散加人参、倍肉桂，服后食顷，溲便如皂角汁而安。用药须相人体气，不用胶执成方，凡病皆然，不独为伤酒说法也。"

因此说，葛花解醒汤固为治酒病的专方，但不是一切酒病都治，要有所选择。石顽见周徐二人同时饮酒过度，周的酒气散发于外，故用参、术、茯苓扶益中气，加藿、木、葛、泽以解湿热、化酒毒；徐因酒气壅遏于内，外反面青恶寒，故用五苓加参倍桂，促使酒热内外分解。由于二人体气不同，虽然同一伤酒而反映症状不同，故治法亦异。再看金元四大家中，先于李杲的张从正治一人病酒，寒热头痛，状似伤寒，用防风通圣散加姜、葱、淡豉引吐；后于李杲的朱震亨治一人病酒，发热胸满，亦状似伤寒，而用补中益气汤去黄芪、升柴加半夏。同病异治，都能收到良好的疗效。明·龚子才治饮酒过度，吐血咯痰，六脉急数，火毒上攻，而用黄连解毒汤加知母、贝母、石膏、连翘、元参、花粉、葛根、瓜蒌、桔梗、酒蒸大黄施治，一派寒凉，亦取得满意的效果。察机应变，不胶执成方，是很重要的。

葛花解醒汤①

白豆蔻仁　缩砂仁　葛花以上各五钱　干生姜　神曲炒黄　泽泻　白术以上各二钱　橘皮去白　猪苓去皮　人参去芦　白茯苓以上各一钱五分　木香五分　莲花青皮②去穰，三分

上为极细末，称和匀，每服三钱匕③，白汤调下，但得微汗，酒病去矣。此盖不得已而用之，岂可恃赖日日饮酒。此药气味辛辣，偶因酒病服之，则不损元气，何者？敌酒病故也，若频服之，损人天年。

『注释』

①葛花解醒汤：此下《脾胃论·论饮酒过伤》有"治饮酒太过，呕吐痰逆，心神烦乱，胸膈痞塞，手足战摇，饮食减少，小便不利"一段文字，乃其主治。醒，酒醒后神志不清犹如患病的感觉。

②莲花青皮：即四花青皮，因将个大青皮分瓣切开成四片，形似莲花而得名。

③匕：原作"用"属下句读，据《东垣十书》吴门德馨本及《医统》本改。"匕"古代量取药末的器具。一钱匕，约今五分六厘。

『按语』

酒，性味辛甘，大热有毒，所以称为"气味俱阳"。酒有挥发作用，故又称为"无形之物"。如饮酒致醉，酒性在人体化为湿气，解酒的方法首先一般是用发散药，如葛花、葛根之属，汗出则酒性解散而愈；其次莫如利小便，因为发汗利尿

是上下分消其湿，系因势利导的正常治法。如果医生对伤酒的病人给服酒癥丸大热之药以导泻肠胃，也有用牵牛、大黄辛利苦寒之药以攻下的，这都是错误的治法，因为伤酒是无形的元气受病，应该治以轻清。今用药反攻其肠胃之有形邪气，则伤阴血，这是明显的错误。况且酒性大热已伤元气，反用泻药使元气更加受伤，则阴火随生。同时泻甚伤阴，损及肾水，又助阴火炽盛。这种治法，使阴血愈虚，肾脏的真水愈涸，阳毒之热大旺，形成阴火上乘。"壮火食气"，致元气日益消耗，成为"虚损"的重病了。

还有的患者，因饥时饮酒，或大醉后当风而卧，入水浸浴，致酒湿之毒为风寒所阻，不得宣发，郁蒸为黄，在《金匮要略》上称为"酒疸"，也应该用发汗利尿的方法治疗。如果误用泻下损伤了元气，时间久了就成为"黑疸"，黄疸沉着于肌肤中，目黯皮黑，慎不可攻下，宜用葛花解酲汤主之。

喝酒过多，刺激了胃黏膜，且生湿生痰，致呕吐痰涎上逆，头昏恶心，心神烦乱，胸膈痞闷，手足颤抖动摇，饮食减少，呕多失水，则小便不利，以本方治之。本方以葛花解酒为主，佐白豆蔻、砂仁辛香化浊，神曲消食，佐青皮、橘皮、木香快气宽中，二苓、泽泻利尿渗湿，参、术、干生姜健脾和胃以止呕，服后取汗，使内清外解上下分消。本方系不得已而用之，切不可依靠吃药解酲就去天天饮酒。因为本方气味辛辣，身体强壮，偶因大醉服此解酒那是可以的，切不可以为药能敌酒病而不损伤元气。

《雷公药性赋》说，"酒有行药破血之用"，古代医家在行气活血的治疗方法上多借酒力以发挥其作用。可是，有些人"以酒为浆，以妄为常"，大醉则损伤身体。李东垣发"饮酒过伤"论，指出解救方法，立葛花解酲汤以纠正时弊，仍然是从调理脾胃出发，可见用意周到。

除　湿　散

治伤马乳并牛羊酪水，一切冷物。

神曲炒黄，一两　茯苓七钱　车前子炒香　泽泻以上各五钱　半夏汤洗　干生姜以上各三钱　甘草炙　红花以上各二钱

上同为极细末，每服三钱匕，白汤调下，食前。

『按语』

脾主运化，若脾胃虚弱，过食生冷，冷积湿浊阻滞，故见胃脘痞闷疼痛；过食生冷，冷积湿浊阻滞，且脾虚易致水湿内生，湿浊下注大肠，故见便溏；脾虚不运，故不欲饮食，食少难消。本方证有便溏的表现，但仍用大量利水渗湿之品，

是因本证便溏是由湿浊而致，利水渗湿，湿浊一去，则便溏自止，属"利小便而实大便"之法。

五 苓 散

治伤寒温热病，表里未解，头痛发热，口燥咽干，烦渴饮水，或水入即吐，或小便不利，及汗出表解，烦渴不止者，宜服之。又治霍乱吐利，燥渴引饮之证。

泽泻二两五钱　猪苓　茯苓　白术以上各一两五钱　桂一两[①]

上为细末，每服二钱，热汤调下，不计时候，服讫，多饮热汤，有汗出即愈。

又治瘀热[②]在里，身热黄疸，浓煎茵陈[③]蒿汤调下，食前服之。

如疸发渴，及中暑引饮，亦可用水调服之。

『注释』

①一两：原作"二两"，据《东垣十书》吴门德馨本、《医统》本及《医方类聚》卷一百引《东垣辨惑》改。

②瘀热：指湿热郁蒸，瘀积在里，久则发为黄疸。

③陈：原脱，据《东垣十书》吴门德馨本及《医统》本补。

『按语』

五苓散治三焦气化不利，水湿之气蓄于三焦腠理之间，更阻滞水津四布，出现心烦、口渴、饮水过多，上焦虽烦热口渴，表现在胃肠可有但饮水下咽，随即吐出的水逆证，心中仿佛有水荡漾一样，这是因为三焦气化不利，肠胃也不能吸收水湿，水湿停蓄在内，故上焦表现水津不布的烦渴，下焦表现水湿不下行的小便不利，而中焦脾胃不化，表现水入即吐的水逆。三焦气化不利，表现为上中下三焦腠理之蓄水证，而三焦气化不利，在上焦则与肺之通调水道关系密切，在中焦与脾胃运化水湿关系密切，在下焦与肾和膀胱的气化及排泄关系密切。然三者之中中焦脾胃又是关键之关键，因为脾胃不仅能运化水湿，而且也是气机之枢纽，全身气机靠脾胃为枢的调节与运化，这就是李东垣举五苓散证的真正含义所在。

五苓散用泽泻、茯苓、猪苓之淡渗下行，通调水道，下输膀胱，并泻水热，用白术健脾散精以布，助运化以制水，更有桂枝辛热，宣通三焦以化气向外，以通透阳气。本方不但治停水不化的里证，而且能治停水发热的表证，关键在于汗与小便。湿停于里可出现小便不利，湿停近表则可有汗出不畅，就是五苓散证而言，汗与小便，关键在汗，若汗出透彻，就无水可停，因此服五苓散后有"多饮暖水，有汗出即愈"之语，此汗出，不仅说明水湿外出，更重要的是说明了三焦气化已恢复正常。当然三焦气化通利，小便自然由不利而利矣。

如瘀积的湿热在里郁蒸发为黄疸者，宜浓煎茵陈蒿汤调服五苓散于饭前服下，以助三焦气化之力，排泄体内湿热从汗与小便而出。

如黄疸发渴及中暑大量饮水，因为热伤气，则三焦气化虚弱，因此要注意因喝水过多而停饮，亦可用热开水调服五苓散以强三焦气化，作为"停水"的预防性治疗。

本文论饮食损伤脾胃，指出胃伤则饮食不化而厌食欲吐，脾伤则大便泄泻而四肢困倦。同是损伤脾胃，但伤饮属无形之气，治宜发汗利尿以导其湿；伤食属有形之物，轻则消导，重则吐下以去食滞，提出了相应的治则。以五苓散为例，说明治疗诸证要注重三焦气化功能，尤其是脾胃为枢在气化中的作用。

临 病 制 方

《至真要论》①云："湿上甚而热②，治以苦温，佐以甘辛，以汗为故而止。""以淡泄之③"。得其法者，分轻重而制方。《金匮要略》云："腰以上肿，发汗乃愈"；"腰以下肿者，当利小便"。由是"大病瘥后，腰以下有水气者，牡蛎泽泻散主之。"又云：治湿不利小便，非其治也，制五苓散以利之。孙真人疗肤革肿，以五皮散，乃述类象形之故也。《水热穴论》云：上为喘呼，下为肿满，不得卧者，标本俱病，制神秘汤以去之。《活人书》云："均是水气，干呕微利，发热而咳，为表有水，小青龙汤加芫花④主之。身体凉，表证罢，咳而胁下痛，为里有水，十枣汤主之。"亦是仲景方也。易水张先生云，仲景药为万世法，号群方之祖，治杂病若神，后之医家，宗《内经》法，学仲景心，可以为师矣。

『注释』

①《至真要论》：即《素问·至真要大论》。
②湿上甚而热：原作"湿淫所胜"，据《素问·至真要大论》改。
③以淡泄之：《素问·至真要大论》作"湿淫所胜，平以苦热，佐以酸辛，以苦燥之，以淡泄之"，故"以淡泄之"不在"治之苦温"条之后。
④芫花：《类证活人书》作"莞花"。

随 时 用 药

治伤冷饮者，以五苓散每服三钱或四钱匕①，加生姜煎服之。

治伤食兼伤冷饮者，煎五苓散送下半夏枳术丸服之。

治伤冷饮不恶寒者，腹中亦不觉寒，惟觉夯闷身重，饮食不化者，或小便不利，煎去桂五苓散依前斟酌服之。

假令所伤前后不同，以三分为率，伤②热物二分，伤生冷硬物一分，用寒药三黄丸二停③，用热药木香见晛丸一停，合而服之。又如伤生冷二分，伤热物一分，用热药木香见晛丸二停，用寒药三黄丸一停，合而服之。

假令夏月大热之时，伤生冷硬物，当用热药木香见晛丸治之，须少加三黄丸，谓天时不可伐，故加寒药以顺时令；若伤热物，只用三黄丸。何谓？此三黄丸④，时药也。

假令冬天大寒之时，伤羊肉湿面等热物，当用三黄丸治之，须加热药少许，草豆蔻丸之类是也，为引用，又为时药。经云："必先岁气，无伐天和。"此之谓也，余皆仿此。

『 注释 』

①匕：原作"多"，据《东垣十书》吴门德馨本及《医统》本改。

②伤：原无，据《兰室秘藏》及前后文例补。

③停：成数，一成为一停。

④丸：原在"时药"后，乃误植，据《东垣十书》吴门德馨本、《医方类聚》卷一百零一引《东垣辨惑》及《兰室秘藏》改。

吐法宜用辨上部有脉下部无脉

上部有脉，下部无脉①，其人当吐，不吐者死，何谓也？下部无脉，此所谓木郁也。饮食过饱，填塞胸中，胸中者，太阴之分野。经云：气口反大于人迎三倍②，食伤太阴，故曰木郁则达之③，吐者是也。

『注释』

①上部有脉，下部无脉：见《难经·十四难》。

②气口反大于人迎三倍："气口"即寸口，在右手桡骨内侧动脉的寸部。"人迎"在左手桡骨内侧动脉的寸部。

③木郁则达之：字面可理解为"树木本身失去了生发性能，郁阻在土地中，现在用松土培根方法，使它破土而出，育苗发枝，恢复它飘摇挺拔的本性"。从病机角度分析是由于"木旺太过，制约其所胜之脾土，使得脾胃受制于肝气，腹胀胸痞，饮食不下"。

『按语』

李杲论食物窒塞于胸中当用吐法的论点，是使肝气得舒，郁结可解。所谓"上部有脉，下部无脉，其人当吐"。这是因为过量食物停于胃之上脘，所以反映寸部脉搏弦实，尺部无脉不是真无脉，而是肝气被郁抑于下而脉不显。"胸中者，太阴之分野"，食伤太阴，木郁之极，欲吐而达。用瓜蒂散吐出宿食，脾机一复，肝气郁而得伸，其脉即显。李杲解说："盛食填塞于胸中为之窒塞，两手寸脉当主事，两尺脉不见，其理安在？胸中有食，故以吐出之。……木得舒畅，则郁结去矣。"

瓜　蒂　散

瓜蒂　赤小豆以上各等分①

上二味，为极细末，每服一钱匕，温浆水调下，取吐为度。若非两手尺脉绝无，不宜便用此药，恐损元气，令人胃气不复。若止是胸中窒塞，闷乱不通，以指探去之；如不得吐者，以物探去之，得吐则已。如食不去，用此药去之。

解云：盛食填塞于胸中，为之窒塞，两手寸脉当主事，两尺脉不见，其理安在？胸中有食，故以吐出之。食者，物也。物者，坤土也，是足太阴之号也。胸中者，肺也，为物所填。肺者，手太阴金也，金主杀伐也；与坤土俱在于上，而旺于天。金能克木，故肝木生发之气伏于地下，非木郁而何？吐去上焦阴土之物，木得舒畅，则郁结去矣。食塞于上，脉绝于下，若不明天地之道，无由达此至理。水火者，阴阳之征兆，天地之别名也，故曰独阳不生，独阴不长。天之用在于地下，则万物生长矣；地之用在于天上，则万物收藏矣。此乃天地交而万物通也，此天地相根之道也。故阳火之根本于地下，阴水之源本于天上，故曰水出高源。故人五脏主有形之物，物者阴也，阴者水也，右三部脉主之，偏见于寸口，食塞其上，是绝五脏之源，源绝则水不下流[②]，两尺竭绝，此其理也，何疑之有？

『注释』

①以上各等分：原无，据《兰室秘藏·胃脘痛门》补。
②流：此下原衍"流"，据《东垣十书》吴门德馨本及《医统》本删。

『按语』

痰涎壅塞胸中，或宿食停于上脘，痰食壅塞，阻遏气机，不得宣通，故胸中痞硬，气上冲咽喉不得息。胸为阳位，实邪结在胸中，故懊恼不安，此时若泛泛欲吐，是正气抗邪欲就近从上而解的反应，然而邪不得越，故欲吐而不出。正如李杲所云："盛食填塞于胸中，为之窒塞，两手寸脉当主事，两尺脉不见，其理安在？胸中有食，故以吐出之。食者，物也，物者。……手太阴金也，金主杀伐也；与坤土俱在于上，而旺于天。金能克木，故肝木生发之气伏于地下，非木郁而何？吐去上焦阴土之物，木得舒畅，则郁结去矣。"由于瓜蒂苦寒有毒，多吐亦伤中气，须用之得当，使用本方必须身体壮实，确有痰食停蓄，壅塞于胸膈或胃中者方可使用。且宜从小量开始，不吐，逐渐加量，中病即止，切勿过剂伤正。若宿食、痰涎已离胃入肠，以及虚人、孕妇等忌用本方。

重明木郁则达之之理

或曰：食盛填塞于胸中，为之窒塞也，令吐以去其所伤之物，物去则安。胸中者，太阴肺之分野；木郁者，遏于厥阴肝木于下，故以吐伸之，以舒畅阳和风木之气也，此吐乃泻出太阴之塞。何谓木郁？请闻其说。答曰：此大神灵之问，非演说大道，不能及于此。

天地之间，六合之内，惟水与火耳。火者阳也，升浮之象也，在天为体，在地为用；水者，阴[①]也，降沉之象也，在地为体，在天为殒杀收藏之用也。其气上下交，则以成八卦矣。以医书言之，则是升浮降沉，温凉寒热四时也，以应八卦。若天火在上，地水在下，则是天地不交，阴阳不相辅也，是万物之道，大《易》之理绝灭矣，故经言独阳不生，独阴不长，天地阴阳何交会矣？故曰阳本根于阴，阴本根于阳，若不明根源，是不明道。故六阳之气生于地，则曰阳本根于阴。以人身言之，是六腑之气生②发长散于胃土之中也。既阳气鼓舞万象有形质之物于天，为浮散者也。物极必反，阳极变阴，既六阳升浮之力在天，其力尽，是阳道终矣，所以鼓舞六阴有形之阴水在天，在外也。上六无位，必归于下，此老阳变阴之象也，是五脏之源在于天者也。天者，人之肺以应之，故曰阴本源于阳，水出高源者是也。人之五脏，其源在肺，肺者背也，背在天也，故足太阳膀胱寒生长，其源在申，故阴寒自此而降，以成秋收气寒之渐也。降至于地下，以成冬藏，伏诸六阳在九泉之下者也。故五脏之气生于天，以人身③，是五脏之气，收降藏沉之源出于肺气之上，其流下行，既阴气下行沉坠，万化有形质之物皆收藏于地，为降沉者也。物极必反，阴极变阳，既六阴降沉之力在地，其力既尽，是阴道终矣，是老阴变阳，乃初九无位，是一岁四时之气，终而复始，为上下者也，莫知其纪，如环无端。且太阴者，肺金收降之气，当居下体，今反在于上，抑遏厥阴风木反居于下，是不得上升也，故曰木郁，故令其吐出窒塞有形土化之物，使太阴秋肺收于下体，复其本以衰之，始上升手足厥阴之木，元气以伸，其舒畅上升之志得其所矣。又况金能克木，以吐伐之，则金衰矣。金者，其道当降，是塞因塞用，归其本矣。居于上则遏其木，故以吐伸之，乃泻金以助木也。遍考《内经》中所说木郁则达之之义，止是食伤太阴有形之物，窒塞于胸中，克制厥阴木气伏潜于下，不得舒伸于上，止此耳，别无异说，以六淫有余运气中论之。仲景《伤寒论》云：懊憹烦躁不得眠，不经汗下，谓之实烦，瓜蒂散主；曾经妄汗、妄吐、妄下，谓之虚烦者，栀子豉汤主之。

『注释』

①阴：原衍"土"，据文义删。

②生：原作"主"，形近而误，据《医统》本及《医方类聚》卷一百零一引《东垣辨惑》改。

③以人身：据上文"以人身言之"文例，此后当有"言之"二字似妥。

『按语』

李杲论"木郁达之"之理，是分析肝与脾胃的辩证关系。肝脾相连，脾湿太过或饮食窒塞于胃，都能发生"脾实肝郁"的症状。李杲认为，"木性动荡轩举，是其本体。今乃郁于地中无所施为，即是木失其性。人身有木郁之证者，当开通之，乃可用吐法以助风木，是木郁则达之之义也"（《脾胃论·脾胃虚不可妄用吐药论》）。这是阐述脾胃壅实，迫使肝气郁阻不能遂其"条达"舒展，好比木失其性不能"动荡轩举"一样。必须用吐法抉开窒塞于胸中的宿食，胸阳一宣，肝气得舒，则霍然而愈。

如因脾气原虚，胃浊不降，湿痰壅滞于胸膈，引起胸中痞满，噫气不除，是"浊气在上，则生䐜胀"之证，不可滥用吐法更伤脾胃，而助肝气之横逆。痰湿痞结于胸中，是脾虚而胃浊在上，所以"膈咽不通，上支两胁"，而胃虚发于久，故不可吐。达肝脾之郁用越鞠丸；宣痰食之郁用四逆散；调阴阳之郁用金铃子散；开气血之郁用逍遥散，都是木郁达之的方法，不仅吐法为然。李杲论痰浊痞结于胸中不当用吐法的论点，认为膈咽不通、上支两肋，则是浊气填上的证候。症状有嗳气反酸、胸痞腹胀。李杲对此禁用吐法。他在《脾胃论·脾胃虚不可妄用吐药论》中说："胃虚不足，乃浊气在上则生胀之病，吐之，况胃虚必怒，风木已来乘凌胃中，岂可反吐助其风木之邪？不宜吐而吐，其差舛如天地之悬隔。"因为脾胃已虚，肝木乘脾、肝实脾虚之证，如果再用吐法以助肝气之横逆，则使脾胃更虚。李杲治诸痞满，取用仲景五泻心汤（即半夏泻心汤、生姜泻心汤、甘草泻心汤、大黄黄连泻心汤、附子泻心汤，方见《伤寒论·太阳病篇》），辛开苦降，气机得运，肝郁能达，脾胃能和。

说病形有余不足当补当泻之理[①]

老夫欲令医者治阴阳之证，补泻不至错误，病家虽不知医，明晓所得之病，当补当泻之法，将《黄帝针经》第一卷第五篇[②]说形气有余不足当补当泻之理，录之于前，予自注者附之。

黄帝曰：形气之逆顺奈何？岐伯答曰：形气不足，病气有余，是邪胜也，急当泻之；形气有余，病气不足，急当补之。形气不足，病气不足，此阴阳气[③]俱不足也，不可刺之；刺之重不足，重不足则阴阳俱竭，血气皆尽，五脏空虚，筋骨髓枯，老者绝灭，壮者不复矣。形气有余，病气有余，此谓阴阳俱有余也，急泻其邪，调其虚实。故曰有余者泻之，不足者补之，此之谓也。

故曰：刺不知逆顺，真邪相搏，满者补之，则阴阳四溢，肠胃充廓，肝肺内䐜[④]，阴阳相错，虚而泻之，则经脉空虚，血气枯竭，肠胃㑊辟[⑤]，皮肤薄者，毛腠夭焦，予[⑥]之死期。故曰：用针之要，在于知调阴与阳；调阴与阳，精气乃光，合形与气，使神内藏。

故曰：上工平气，中工乱脉，下工绝气危生。故曰：下工不可不慎也，必审五脏变化之病，五脉之应，经络之实虚，皮肤之柔粗，而后取之也。"

圣人垂⑦慈之心已详矣，不合立言。老夫诚恐市井庄农山野间人，不知文理，故以俚语开解之云。但病来潮作之时，病气精神增添者，是为病气有余，乃邪气胜也，急泻之，以寒凉酸苦之剂；若病来潮作之时，神气困弱者，为病气不足，乃真气不足也，急补之，以辛甘温热之剂。不问形气有余并形气不足，只取病气有余不足也，不足者补之，有余者泻之。假令病气有余者，当急泻之，以寒凉之剂，为邪气胜也；病气不足者，急当补之，以辛甘温热之剂，此真气不足也。夫形气者，气，谓口鼻中气息也；形，谓皮肤筋骨血脉也。形胜者为有余，消瘦者为不足。其气者，审口鼻中气，劳役如故，为气有余也；若喘息气促气短，或不足以息者，为不足也。故曰形气也，乃人之身形中气血也，当补当泻，全不在于此，只在病势潮作之时，病气增加者，是邪气胜也，急当泻之；如潮作之时，精神困弱，语言无力，及懒语者，是真气不足也，急当补之。若病人形气不足，病来潮作之时，病气亦不足，此乃阴阳俱不足也。禁用针；宜补之以甘药，不可以尽剂⑧；不灸，弗已，脐下一寸五分，气海穴是也。

凡用药，若不本四时，以顺为逆。四时者，是春升、夏浮、秋降、冬沉，乃天地之升浮化降沉，化者，脾土中造化也，是为四时之宜也。但宜补之以辛甘温热之剂，及味之薄者，诸风药是也，此助春夏之升浮者也，此便是泻秋收冬藏之药也，在人之身，乃肝心也；但言泻之以酸苦寒凉之剂，并淡味渗泄之药，此助秋冬之降沉者也，在人之身，是肺肾也。用药者，宜用此法度，慎毋忽焉！

『 注释 』

①说病形有余不足当补当泻之理：原无标题，据目录补。

②《黄帝针经》第一卷第五篇：即《灵枢·根结》，为现通行本《灵枢》之第二卷第五篇。

③气：原无，据《灵枢·根结》补。

④膜：原作"填"，据《灵枢·根结》改。

⑤偄辟："偄"，《灵枢·根结》与此同，《太素》卷二十二"刺法"作"撊"，《针灸甲乙经》卷五第六作"愞"。《素问·调经论》中有"虚者聂辟气不足"句，作"聂"。可见"偄""聂""愞""撊"通。"辟"，通"襞"，折叠。"偄辟""聂辟"皆指由于正气亏虚、气血不足致表皮（皮肤或肠胃内壁）不润滑、无弹性而萎缩皱折叠合。此处是指肠胃内壁皱叠。

⑥予：原误作"子"，形近而误，据文义改。

⑦垂：原误作"重"，形近而误，据文义改。

⑧不可以尽剂：《灵枢·终始》"阴阳俱不足"治法中有"不可饮以至剂"句，该句《太素》卷十四人迎脉口诊及杨注于"不"之后有"愈"字。

『按语』

形与气，是生理上矛盾对立的统一。形体与元气互相协调，则属于正常人的生理现象；如果形盛气衰或者形衰气盛，都属于病理状态。但形与气相比较，气居主要地位。元气充沛，虽然形体瘦弱，较之形体肥胖而气少神衰的人好。因为形与气的生命活动，经常处在相对平衡的状态中，而以元气为身形的主导。在辨证时，特别需要注意，是形有余而气不足还是形不足而气有余，是形气都有余还是形气都不足的问题。李杲所指的形气有余不足，是与病气相对而言。《灵枢·根结》指出："形气不足，病气有余，是邪胜也，急泻之。形气有余，病气不足，急补之。形气不足，病气不足，此阴阳气俱不足也。……形气有余，病气有余，此谓阴阳俱有余也。""有余者泻之，不足者补之，此之谓也。……"

因病而谵妄狂乱，这是病气有余，由于热邪极盛，急用寒凉酸苦药泻热存阴；如果精神困倦，少气无力，属于形气不足，急当用甘温补剂补中益气。无论是形气有余还是形气不足，都应该观察病气是有余还是不足，决定用泻法还是用补法。假设是病气有余，邪热炽盛，急则治标，应当泻以寒凉之剂。相反，倘若病气不足，实即元气不足的患者，当用甘温补益法以治其本。肥胖多是形有余，消瘦多是形不足；劳动时气壮有力为气有余，倦怠喘乏为气不足，这只是一种现象。实质上要观察真元之气的盛衰，真气旺，虽形瘦而无病；真气衰，虽形肥亦病。所以，形气反映到身形中的气血运行。如果人的形气不足，体质消瘦，发病时，病气亦不足，表现为精神困乏，应当补以甘药，禁用针刺以泄元气，可以配用温灸脐下一寸五分的气海穴。在用药方面，亦当适应四季气候的变迁调整药味。不宜逆四时的"春升、夏浮、秋降、冬沉"的自然规律。凡是当用甘温补剂及味薄之剂如诸风药，这就是助春夏升浮的阳气，有利于心肝的生发；凡是当用酸苦寒凉及淡味渗泄药，这就是助秋冬降沉的阴气，有利于肺肾的收藏。用药有法度，促使形气相得而病不生。由此可见，阴阳协调，光华反映于体外，气血不乱，精神充实于体内。

李杲论形气有余不足当补当泻之理，既讲了用药法则，也讲了针灸应用。可是元气滋生于胃，胃气强弱，不但表现为形体的肥瘦，而且反映精神的衰旺。形体忽肥忽瘦，根本问题是胃虚。胃虚元气不足，汗出必是表虚，泄泻必是里虚，邪气乘虚而入，各种疾病所由生。李杲反复阐明饮食劳倦损伤脾胃，从汗出现象，可以看到阳明气热化燥伤津的内因病变；又可以看到卫气不固，邪乘虚入的外因病变。因此当补当泻之理，应以内外发病因素及其机转为临证依据。

综上所论治疗脾胃病的用药法则，大致分别为：①升脾阳与降阴火的辩证关系。这是论述李杲关于辨证论治的主要矛盾的两个侧面，而以益元气为解决矛盾的中心。②甘温除大热的治则和机理。这是探讨具体用药的大法，应如何正确掌握和运用于脾胃病。③内伤饮食用药的宜忌。这是告诫在治疗用药方面始终要顾护脾胃中元气，不使正伤而邪更炽，逐步达到脾胃元气恢复的目的。④论形气有余不足当补当泻之理。这就说明李杲不是世俗所谓什么"专尚温补"，而是具有改进"古方今病"的创新精神、研究脾胃学说的理论家和实践家。明·吕复说"李东垣医如丝弦新絙，一鼓而竽籁并熄，胶柱和之，七弦由是而不谐矣"（《古今图书集成医部全录·总论》转摘《医门群经辨论》）。这是说，自从李杲创立新论，一般墨守成法的医生不能测其高深了。可见元瞽对于李杲的评价之高。

附　　录

李杲《内外伤辨惑论》学术思想研究

（一）李杲的生平及著作

李杲（1180—1251），字明之，晚号东垣老人，金·真定（今河北省正定）人。幼而好医，因母病被众医杂治而死，乃从医于易水张元素，尽得其传，名出于元素之上。其学于伤寒，痈疽，眼目尤长，愈人甚众，世称"神医"。晚年授业罗天益。李杲一生著述颇丰，除《内外伤辨惑论》外，尚著有《脾胃论》《兰室秘藏》《医学发明》等书。

（二）李杲学术思想产生的时代背景及历史渊源

1. 时代背景

李杲生活于南宋北金对峙的混战时期。其所居住和流寓的河北、河南、山西、陕西一带，由于汉、满、蒙三大种族的冲突，战乱频仍。李杲的青少年时期，金朝奴隶制性质的"猛安"（意译为千户）、"谋克"（意译为百户）制度正向封建制发展，国家财政经济极不景气，山东、河北一带农民起义，此起彼伏。在金朝南部受起义军打击的时候，蒙古族又勃兴于塞外，于1211年开始的10多年中，大举进攻占统治地位的金朝，直至占领了北京和河北一带，民众纷纷外逃避难，至1232年攻至当时的京都汴梁（今河南开封）。战乱之后，疾病流行，仅1213年至1362年之间，流行病就出现达15次之多。由精神、饮食、劳役等因素而导致的疾病更不可胜数。李杲历经了上述战乱，在被围困于河南及逃难过程中，悬壶为医，得到了充分的临床实践，为其医学学术观点的提出打下了坚实的临床基础。

在意识形态上，宋代开始出现了"理学"与"新学"不同哲学流派的论争，对医学家的哲学思维产生了一定影响。"理学"以程明道、朱熹等人为代表，形成了一整套理学唯心论体系，称为"程朱理学"；主张"理"是万物之源，"理"之分化而产生了"气"，进一步构成具体的万物。朱子云："天地之间，有理有气，理也者，形而上之道也，生物之本也；气也者，形而下之器也，生物之具也。是以人物之生，必禀此理，然后有性；必禀此气，然后有形。"程朱理学的形成和流传，使运气学说风靡一时，医家运用五运六气，推算该年所主运气、易生病证及治疗方法。宋代甚至每年公布运历。这种依运气而治病之风，至李杲所处之金元时期，仍盛行不衰。运气学说的盛行，在某些方面推动了医学的发展，但另一方面也使某些医家囿于运气体系的局限性，机械套用前人之方和固定治法。因此，在战乱蜂起、疾病丛生之时，面对当时特殊条件下形成的疾病，束手无策。

哲学上的"新学"，以王安石为代表。王氏是北宋著名的政治家、思想家、文学家，他认为天地万物皆由五行的内部阴阳变化所生成，具有客观规律性。在"新学"的哲学思想主导下，王安石提出了变法的主张，宋神宗于 1069 年终于采纳了他的意见，实行变法。虽然最终变法失败了，但其"新学"及"变法"所体现的革新精神和他对历来被奉为经典的理论所采取的分析态度，对医学界的影响很大，启发了宋代乃至金元医家，以客观的态度、革新的思想去分析中医经典理论的不足，务求于伤寒系统之外搜索诊治疾病的新途径。这也是李杲能针对当时的医学现状，在经典理论上提出诸种新的论点的哲学思想基础。

以上可以看出，李杲所处之时代的社会政治形势的变迁和哲学思想的论争，是其学术观点形成的不可缺少的历史文化条件。

2. 学术思想的历史渊源

李杲学术思想的产生和发展建立在中国古代运气学说的理论基础之上。运气学说是中国古代医家研究气候变化及其与人体健康和疾病关系的学说，即一般所称的五运六气。五运，即木、火、土、金、水五行的运动；六气，即风、寒、暑、湿、燥、火六种气候的变化。运气学说的基本内容是在中医整体观念的指导下，以阴阳五行学说为基础，通过对自然界气象变化的长期观察，运用古代天文、历算等学科工具，运用天干、地支等符号作为演绎工具，总结出了自然界六十年一甲子气候变化特点，来推论气候变化规律及其对人体健康和疾病的影响。

王冰在注释《黄帝内经素问》时，补入了"天元纪""五运行""六微旨""气交变""五常政""六元正纪""至真要"七篇大论，使运气学说得以流传下来。这一学说，自北宋以后，颇为盛行。因此，易水学派诸医家对运气学说多深有研究，并且大量运用运气学说发展自己的理论。正是由于运气学说的盛行，才促成了脾胃学说的产生形成。

运气学说分为五运六气，有大运与小运之别，大运主一年，小运各主一季，易水医家重视小运的变化，以之发展了脾胃学说。刘完素在《素问玄机原病式·五运主病》中曾说："所谓四时天气者，皆随运气之兴衰也。然岁中五运之气者，风、暑、燥、湿、寒，各主七十三日五刻，合为期岁也。岁中六部之主位者，自大寒至春分属木，故温和而多风也；春分至小满属君火，故暄暖也；小满至大暑属相

火，故炎热也；大暑至秋分属土，故多湿阴云雨也；秋分至小雪属金，故凉而物
燥也；小雪至大寒属水，故寒冷也。"一年之中，二十四节气，分为春夏秋冬与长
夏五季，每季各主七十三日五刻，而为一岁。但一岁之中又有六气所主，从大寒
至春分，为初之气，属厥阴风木，故温和而多风；春分至小满，为二之气，属少
阴君火，故暄暖；从小满到至大暑，为三之气，属少阳相火，故炎热；从大暑至
秋分，为四之气，属太阴湿土，故多湿阴云雨；从秋分至小雪，为五之气，属阳
明燥金，故凉而物燥；从小雪至大寒，为六之气，属太阳寒水，故寒冷。用一年
二十四节气与三阴三阳六气配合，每一气各主四个节气，一岁一周遍，年年无异
动，故又称为主时之六气，而人与天地之气相应，故一年之中六气之变化，必然
影响于人体，人亦随之而变。五运主病，归结于中医的五脏与五行属性，实际是
脏腑主病。人体与自然界密切相关，五脏对应五行，五行之间又有生克乘侮关系，
共同构成了一个有机的互相关联的统一整体。

五脏分属五行，五行又与四时相对应。一年四季，以春为首，春夏地气升浮
而生长，万物由萌芽而繁茂，时至秋冬，则天气沉降而杀藏，万物凋落而收藏。
有了春夏之气的升浮，才有秋冬之气的沉降。这一年之气的升降，惟长夏土气居
于中央，为浮沉变化的枢纽。长夏属土，土旺于四时，在四时中皆有土气。运气
学说高度强调脏气源于天气，认为万物资始于天气，太虚才是万物的化元，地气
是总统于天气的。传统观点也认为，脏气源于地气，即认为土为五行之尊，物化之
母，万化之源。土又为地气的象征，故脏气与地气的关系最为密切，如《素问·太
阴阳明论》强调曰："土者，生万物而法天地。"脾胃属土，居五脏之中，因而在脏
腑精气的升降运动中起着重要的作用。故脾气可行于四脏，而人身精气的升降运
动，亦赖脾胃居于其中以为枢纽，脾胃不足则可反映于四脏病机之中。所以，脾
土在升降浮沉和万物的生长收藏过程中，居非常重要的地位。李杲认为"土为万物
之母""四时皆以胃气为本"，立足于补土，就是以脏气源于地气为理论依据的。可
见，李杲的脾胃学说暗含了人体内在生理、病理变化规律，有其合理的理论基础。

（三）《内外伤辨惑论》的学术思想特点及对后世的影响

1. 学术思想的特点

《内外伤辨惑论》是一部内伤病学专著，主要论述由于饮食劳倦所致疾病。书
中卷上主要是辨证，有辨阴证阳证，辨脉等内外伤十三辨，系统论述了内伤与外
感二者证候之殊，治法之异。在东垣之前，医家辨证以仲景之法为主，往往混淆
外感内伤之别，用疗外感之法治疗内伤，《内外伤辨惑论》强调内伤与外感的区别，
纠正了当时医生混淆内伤与外感，甚至对内伤一律认为是外感治疗的弊端，创立

了内伤病学说。李东垣所论的内外伤以阴阳证为纲。阴证与阳证不同于仲景所言的阴证阳证，阴证指内伤诸证，阳证指外感诸证。东垣言阴证，病因为喜怒过度，饮食失节，饮食所伤而导致，病生于内，即内伤之证；阳证为风寒暑湿燥火六淫所感，病生于外，即外感之证。仲景之阴证、阳证，阴证，指三阴证，即病在太阴经、少阴经、厥阴经；阳证，指三阳证，即病在太阳经、阳明经、少阳经，为依六经而分，但总的说来都归于外感。

李东垣认为："概其外伤风寒，六淫客邪，皆有余之病，当泻不当补；饮食失节，中气不足之病，当补不当泻。举世医者，皆以饮食失节，劳役所伤，中气不足，当补之证，认作外感风寒，有余客邪之病，重泻其表，使荣卫之气外绝，其死只在旬日之间。所谓差之毫厘，谬以千里，可不详辨乎？"因而内伤外感必须辨明，否则治疗失宜，可致患者死亡。

对于阴阳证的不同，主要在于病因病机，阴阳证在症状上有相同之处，往往容易混淆，李杲对于此详细论述分辨。李杲引《素问·阴阳应象大论》中"天之邪气，感则害人五脏"之语，认为风邪从上部受之，"风伤筋，寒伤骨"，为外邪所侵则有筋骨疼痛等表现。而"肝主筋，肾主骨"，由于风寒湿等外邪侵入，若卫气不足，则无力抵抗，必由经络而传变肝肾，而为筋痹、骨痿等，出现瘫痪麻木疼痛等症状，表现虽在于内，但是实质则为有余之阳证，非为内伤之阴证。李杲以阴阳证为纲从十二个方面全面论述了内外伤之病因、病机、症状之不同，其提出的内伤理论为中医学理论之完善做出了重要贡献。在张仲景《伤寒论》之后，各医家主要以外感辨证为主，后世虽对内伤有所研究，但未成体系也未有重大突破，至东垣内外伤辨之理论提出，才丰富了内伤之研究，对于外感与内伤的辨证体系形成做出重大贡献。朱丹溪在《格致余论·序》中说："夫假说问答，仲景之书也，而详于外感；明著性味，东垣之书也，而详于内伤。医之为书，至是始备，医之为道，至是始明。"将其之功绩与仲景齐论。明·张介宾也认为："东垣发明内伤一证，其功诚为不小，凡其所论，有的确不易者。"故东垣之论内伤与外感，在中医理论发展中有划时代的意义。

在《内外伤辨惑论》中，李杲提出了独重脾胃的观点，他认为"人受水谷之气以生，所谓清气、荣气、卫气、春升之气，皆胃气之别称"（《内外伤辨惑论·饮食劳倦论》），为其后撰写的代表著作《脾胃论》中"内伤脾胃学说"的形成打下了基础。李杲引用《内经》中有关脾胃生理功能的观点，阐述脾胃的重要性，同时提出："苟饮食失节，寒温不适，则脾胃乃伤；喜怒忧恐，劳役过度，而损耗元气。既脾胃虚衰，元气不足，而心火独盛。"对于脾胃的病机又提出"饮食自倍，肠胃乃伤"等观点。"暑伤胃气论"中认为"时当长夏，湿热大胜"而伤胃气，出现"四肢困倦，精神短少，懒于动作，胸满气促，肢节沉痛"等症状，相对于此创出清暑益气汤以治之。对于饮食伤方面提出饮伤、食伤，饮有饮水、饮酒、饮乳酪的区分；食有谷类、肉类、生冷、硬物的区分。特别强调酒对于脾胃的损伤，书中有"论酒客病论"。李杲认为："夫酒者，大热有毒，气味俱阳，乃无形之物也。"惟其为大热之物，易损元气，长期饮酒有损肾水真阴及有形阴血，俱为不足，肝肾受害。因此，阴血愈虚，真水愈耗，酒毒之热大旺，反增其阴火。对于饮酒所伤，李杲认为应该"止当发散，汗出则愈矣，此最妙法也；其次莫如利小便，二者乃上下分消其湿"，用发汗利尿上下分消其湿，因势利导。李杲制葛花解醒汤，外解肌表，内清阳明，令上下内外分消其患，"但得微汗，以散酒热"。

在此书中，李杲创立了"甘温除大热"的治疗方法和以补中益气汤为首的诸多方剂对后世有很大影响，至今仍在临床广为应用。

2. 对后世的影响

（1）澄清了内外伤之鉴别问题：李杲内外伤辨惑论提出之后，对纠正当时医者泛用仲景外感之法与刘完素、张从正祛火攻邪之时弊起到了重要作用。使医者明了内外伤不同之理，患者对自己的病情有所了解，"山野之间，卒无医者"，不至于束手无策。

（2）提出了内伤病辨证论治体系：自仲景创立外感病辨证论治体系之后，虽有历代医家对内伤病诊治的临床经验积累，但均未提出系统而完整的理论。李杲在内外伤辨别的同时，重点论述的是内伤的病因、病机及治则、制方、用药等，从而提出了系统的内伤病辨证体系，形成了中医完整的内外伤证治系统。诚如谢观先生所云："唐以前之医家所重者术而已，虽亦言理，理实非所重也，宋以后医家乃以术为不可恃，而必推求其理。"李杲正是宋以后医家之杰出者。

（3）为脾胃学说的形成奠定了基础：《内外伤辨惑论》中，由于外感之证治理论有仲景已述于前，故其重点在于内伤。而内伤之病因、病机，李杲认为，关键在于脾胃，由脾胃不足而导致了各种复杂的内伤疾病。正是在这种观点的基础之上，他才进一步提出了内伤脾胃学说。

（四）《内外伤辨惑论》独特的临床诊疗理论与方法

李杲《内外伤辨惑论》独特的临床诊疗理论经验与特色诊疗方法表现在，书中所述外感与内伤，在概念上与现代外感有原则的不同。现代所云之外感，指感受六淫、疫疠之气等外邪所致之疾病，其中包括了虚人外感。而李杲所云之外感是指仲景外感伤寒辨证系统内的病证，主要是外感风寒表实证；内伤则泛指以脾胃虚损为前提条件或主要病机的一切疾病，其中也包括在现代概念中属外感的虚人外感等虚实、表里夹杂证。可以从典型方剂的运用上分析：

　　李杲在《内外伤辨惑论》中，除内外伤辨之十三辨外，卷中、卷下还论述了关于内伤证的病因、病机及治疗法则、方剂等。其治疗内伤证的典型方剂有补中益气汤、清暑益气汤等。

　　首先，补中益气汤为治疗内伤发热的代表方剂，在其"四时用药加减法"中的某些治证，显然属于目前所说的外感证。例如："以手扪之而肌表热者，表证也，只服补中益气汤一二服，得微汗则已。"虽李杲认为，此发汗"非正发汗，乃阴阳气和，自然汗出也"，但终属发汗之法。而中医理论认为，汗法之适应证为表证。如果补中益气汤证兼有"咽痛，颔肿，脉洪大面赤者，加黄芩、桔梗"。上述症状，亦很难从内伤解释，明显为内伤兼感外邪。由于其有内伤脾胃在先，故李杲亦归入内伤证治之中。对内伤而兼有痹证者，李杲也将其归入补中益气汤加减治疗范围之内。其所述之痹证包括了风热痹、寒湿痹和着痹。其一，风热痹，临床表现有"肩背痛，汗出，小便数而少，风热乘肺，肺气郁甚也，当泻风热则愈，通气防风汤主之"。此证明显为风热犯肺而以肩背痛为主的痹证，按现代观点，也属于外感证之范畴，而李杲以补中益气汤加减变化为通气防风汤治之。其二，寒湿痹，临床表现有"肩背痛不可以回顾者，此手太阳气郁而不行，以风药散之，脊痛项强，腰似折，项似拔，此足太阳经不通行，以羌活胜湿汤主之"。此证由感受寒湿致，李杲亦将其列入"四时用药加减法"中，以羌活胜湿汤治之。其三，着痹证，临床表现有"身重，腰沉沉然，经中有寒湿也，加酒洗汉防己（五钱），轻者附子（五钱），重者川芎（五钱）"。此为寒湿均重之证，李杲也归入"四时用药加减法"中。

　　其次，清暑益气汤，是治疗"气虚身热，得之伤暑"，暑伤胃气证之方。其临床表现，以脾胃气虚和暑邪外伤之症状为主。其病因、病机为，"此病皆因饮食失节，劳倦所伤，日渐因循，损其脾胃，乘天暑而作病也"。由此可知，本证中暑邪是必不可少的致病因素，无暑邪外袭，其暑伤胃气之说就无从立足。